業力大腦

KARMA BRAIN

簡少年 著

[自序]
探索大腦與命運的底層邏輯

　　感謝老天，感謝各位，讓我出版了第三本書。這本書是我對大家的一個承諾，也是一次莫大的機緣。

　　這本書是真正屬於簡少年的作品，前兩本書較為接近簡少年精選輯，而這本書則完整表達了我想與大家分享的一些想法。

　　在製作端方面，這本書與以往有很大的不同。以前是先有內容，然後編成書，但這本書是從我到底想跟大家說什麼開始，再透過「業力」這個核心概念，蒐集各種資料，在不同的機緣巧合下，一步步形成這本書的內容。

　　第一本書談算命，第二本書談改運，而第三本書承諾讀者要談業力。然而，業力到底是什麼？這個概念飄渺難言，

唯一確定的是，業力之間有脫離命運的機會。

因此，本書討論的是：到底是什麼在操縱著我們，而我們卻不自知？我們能否從腦神經科學、心理學的角度結合古人的智慧，找到脫離業力控制、改變命運的關鍵？

這本書沒有太多商業考量，不像前兩本書有那麼多市場數據的判斷，完全是簡少年的日常思考延伸。書中在科學與玄學的世界中尋找蛛絲馬跡，試圖找到人類命運的底層邏輯，並邀請大家共同推開這扇神祕的大門，投入更多對人類命運的新思考。

雖然這是當初與時報出版談定的三本書中的最後一本，可以說是簡少年三部曲的最終章，但也是「命運底層邏輯」系列的敲門磚。如果有許多人感興趣，或許會有下一本。不過，這就交給老天自由安排，我們一起期待吧！

此外，書末附錄了我常念的《清靜經》及《金剛經》。這整本書都圍繞著「業力」這一核心概念進行思考，但並未能明確說出從業力中找到改變命運的狀態究竟是什麼。而這兩本經書分別從道教和佛教的角度進行表述，因此，雖然它

們被放在附錄中，但其實是完整整本書的最後一塊拼圖。附錄中會看到我附了兩個版本的《金剛經》，交叉閱讀後或許能帶來更多理解和體悟。

最後，再次感謝老天，感謝關帝爺、瑤池金母、地藏王菩薩、觀音菩薩、武財神、玄天上帝、呂祖、太陽星君、太陰星君、城隍爺、土地公、虎爺等眾神明及佛祖的保佑，讓我能順利完成這本書的創作。

感謝時報出版，以及蘭芳、花花等幕後工作人員，願意給我這個機會，協助我完成了許多工作。

感謝我的經紀人不累兒，以及易樂、阿儒、德恩、阿晴等自由自在的夥伴，協助完成內容的籌備。

感謝 Bryan、Alvin、Karen、阿金、明光老師等桃桃喜的夥伴，讓我能無後顧之憂地創作和研究命運之道。

感謝我的家人，支持我完成這項艱鉅的工作，給予我極大的空間和彈性，並包容我的狀態。

最後的最後，當然要感謝每一位支持簡少年的朋友，與你們結這個善緣，是我業力中的福報，也願我們在未來能繼

續製造善業，讓世界充滿正向的循環，讓我們與所愛的人一起走向更好的命運！

命運設計系系主任

2024 年 10 月

目次 CONTENTS

227 社交影響力：
　　笑容展現樂觀，友善言行帶來快樂

第 一 部

大腦的
可塑性與業力轉化

[第 1 章]

多巴胺

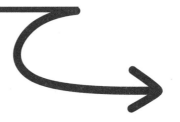

以面相學的角度來看，我們的情緒和行為受到身體內臟——心、肝、脾、肺和腎的影響。最近我在思考，當人面對抉擇或奮鬥時，是否同樣受到大腦及身體的影響？於是，我開始研究經典文獻，發現許多包含貪、嗔、癡的邏輯。為什麼人會有所執著、有慾望？該怎麼放下慾望、該怎麼取捨？我發現了一個有趣的物質——多巴胺。

多巴胺是一種存在於大腦中的激素，負責調節我們的快樂心情和欲望。當我們想要某樣東西但尚未獲得時，多巴胺便不斷分泌，驅使我們追求目標；而當我們最終獲得所渴望的東西時，多巴胺分泌則停止。這是否聽起來像貪婪的表現呢？

在日常生活中，我們經常在追求尚未擁有的事物，瀏覽 Facebook、IG 等社交媒體時，看到他人的幸福生活或擁有的東西，心中的「想要」逐漸擴大。這就像是看到別人擁有美味的蛋糕，而自己卻只能看著。當你終於擁有這些東西後，往往發現並不像當初渴望時那麼珍惜，這就像是吃到蛋糕後發現其實沒有想像中那麼好吃。

這種情緒變化在「感情」上尤為明顯。相信大家都有過這樣的經歷：一個男生為了追求心儀的女生，每天想著對方，付出各種努力，對話充滿曖昧和浪漫。結果如願在一起後，熱情忽然冷卻。這時你會發現，自己已經得到這個東西，多巴胺的分泌也停止了。

我開始研究多巴胺，發現它彷彿是驅動人類的一種要素，讓我們在做很多事時都受到它的控制。面對生活中的抉擇時，無論是否努力奮鬥，都可能受到大腦和生理狀態的影響。多巴胺是否操控著我們，讓我們在愛情、財富、飲食等各個方面，沉浸在慾望之中？同樣也是受多巴胺影響，滿滿的熱情有時會在瞬間消失。

透過研究和探索，我們可以更好地理解大腦和業力的轉化，進而學會如何掌控自己的情緒和行為，實現真正的內心平靜與智慧增長。這就像是大腦的重新編程，讓我們能夠用新的視角看待生活中的種種挑戰。

多巴胺測試：

老鼠拚搏揭示成功祕訣，挑戰增強時誰會退縮

在研究的過程中，我發現一個非常有趣的實驗，這是科學家進行的「測試老鼠堅韌性」的研究。這個實驗的核心是觀察老鼠為獲取食物而付出的努力程度，其中的結果或許正好能解答我們是如何決定要不要為某件事奮鬥。

實驗是這樣的：科學家設計了一個機關槽，只要老鼠按下按鈕，就可以獲得食物。這樣的實驗使科學家能夠瞭解老鼠的決心和努力之間的關係。為了改變大腦中的多巴胺活性，科學家讓這群老鼠先處在饑餓狀況下，分成兩組：一組是大腦受傷、多巴胺減少的老鼠，另一組是正常的老鼠。

剛開始，只要「按一下按鈕」就能輕鬆獲得食物的情況下，兩組老鼠按下按鈕的次數沒有太大差別。然而，當增加按鈕按下次數的困難度時，缺乏多巴胺的老鼠表現出明顯的不同。從按一下提升到要按 4 次才有食物的時候，正常的老

鼠會不斷地按下按鈕，30 分鐘內按到 1,000 次，但缺乏多巴胺的老鼠則顯得消極，按鈕次數只有 600 次。接著再次提升難度，從 4 次提升到 16 次，正常的老鼠仍按到 2,000 次，反觀缺乏多巴胺的老鼠，還是維持在 600 多次左右。最後難度從 16 次才有食物，一口氣提升到必須按下 64 次才有食物，正常的老鼠按下按鈕次數跟著提升來到 2,500 次，而缺乏多巴胺的老鼠則不增反減，按得比 600 次還少，乾脆選擇放棄了。

可以看出，即使同樣在饑餓情況下，多巴胺的缺乏會使老鼠失去動力，甚至在面對極大困難時放棄了努力。就算是追求基本需求時也感到疲憊不堪，顯示了多巴胺對於動機和行為的重要性。

這實驗還沒結束，科學家進行了一個有趣的延伸實驗，來探討多巴胺是否影響我們對追求更好事物的影響。他們將食物分為「超級美味」和「普通食物」兩種類型，實驗方式是這樣：想要吃到超級美味食物，必須要按 4 下才能獲得一個，但普通食物的只要按一下就有了。正常的老鼠，會為了

取得更美味食物願意多按幾下，但缺乏多巴胺的老鼠則放棄
追求，不會為了超級美味食物而多按按鈕，寧可去按一下就
有的普通食物。

　　這項延伸實驗表明，多巴胺不僅影響我們是否去取得食
物，更影響我們是否追求更好的食物。這種狀態在人類身上
也有體現，多巴胺影響我們的努力程度。舉例來說，當我們
面對工作時，原本較為簡單的工作難度提升時，多巴胺充足
的人可能願意奮鬥，而多巴胺不足的人可能放棄努力，覺得
自己不需要拿這麼多，只想要躺平，選擇輕鬆的方式。因
此，多巴胺的不足很可能就是我們不願努力的原因之一。

命理與多巴胺：

殺破狼激發奮鬥慾望，機月同梁隨遇而安

　　回到紫微斗數中，大家都很熟悉的「殺破狼」命格，我

們常說這類命格的人，人生起伏較大，而與之對應的另一種命格「機月同梁」，則由比較柔軟的星星組成，生活也相對較平穩。透過前面的實驗，我們可以推測，擁有殺破狼命格的人，多巴胺分泌較多，因此他們願意付出更多努力，甚至用盡全力去追求困難的目標。相反，機月同梁命格的人，多巴胺分泌較少，可能使他們在生活中隨遇而安，較為知足，內心容易獲得滿足，不會過度貪求。

這裡並不是討論多巴胺分泌的多寡是好還是不好，而是藉由這樣的例子，讓我們在生活中反思：當多巴胺分泌過多、慾望過強時，是否會將人生的一切都奉獻在某個目標上？體力是有限的，終究會耗損自己。反之，若面對事情隨遇而安，能躺平就躺平，過度不努力是否最終會被高度競爭的社會淘汰？從這個角度思考，每個人應該選擇的狀態會變得不同，這也是為什麼紫微斗數中會有所謂「不同運」的概念。

例如，殺破狼命格的人走到慢的運勢時會非常不適應，因為他們願意付出更多努力，但環境和機會卻未必讓他們發

揮。相對地，機月同梁命格的人走在殺破狼的運勢時會感到不太開心，因為他們本來就不是那麼暴衝的人。這或許是多巴胺這種激素在影響我們努力和動機方面的一個例子。

　　當然，古時候的人並不知道多巴胺這種物質，更不瞭解五行與多巴胺之間的關係，但如果我們現在能瞭解這些事，或許就能分辨出我們天生的特質是什麼，是驅動我們不斷向前，還是讓我們選擇不去努力。

多巴胺重要嗎？

讓你奮鬥還是躺平，這可是關鍵

　　常常有人傳訊息告訴我：「簡老師，你總是說人要努力，說人要改運，就要選擇對的方向去奮鬥，去取得世界第一。可是我真的沒有動力，每天起床都不想上班，連換工作的動力都沒有，卻又覺得很痛苦，到底該怎麼辦？」在今天

以前，很多朋友看到這段可能會說：我覺得就是沒有心啦、不願意認真幹，或者為什麼要逃避努力，不努力就活該等等。

隨著我們對神經科學的理解逐漸加深，我們可以換個角度來思考：有沒有可能其實是多巴胺在作祟呢？有沒有可能其實是他的大腦生病了，導致多巴胺分泌不正常呢？從前面的老鼠實驗來看，這種情況是不是很像多數年輕人面對買房的狀態？從前的房價到現在的房價，已經完全不在同一個等級上。飆漲的房價就像是要努力按 64 次的按鈕，若你的大腦多巴胺分泌不夠，或是你生病了，就會直接選擇躺平。而真正能走到最後，買到房子的人，很可能是多巴胺很強的人。

為任何事付出努力的本質，與多巴胺有關。多巴胺的影響不僅僅體現在追求基本需求方面，更關係到我們是否有動力追求更好的生活。這就是為什麼我覺得多巴胺非常重要，一旦你的多巴胺分泌不夠，或是無法分泌，就會連努力都不願意了。

多巴胺在我們的生活中扮演著關鍵角色，它不僅影響我

們的動力和行動，還決定了我們能否在困難面前持續努力。瞭解這一點，我們就能更好地理解自己的狀態，並找出改善的方法。這種科學知識與我們的日常生活密切相關，理解它可以幫助我們更有效地應對困難，並找到保持動力的方法。

多巴胺提升法：

聽音樂讓你更有動力，早睡早起助你更高效

　　那麼，我們該如何讓自己正常或是更好地分泌多巴胺呢？第一個方法是「聽音樂」。根據多項研究顯示，我們知道聽音樂就能刺激大腦分泌多巴胺。多明尼加大學心理治療師梅里亞姆・桑德斯（Merriam Saunders）同樣表示，音樂確實可以對大腦產生多巴胺能作用，它所產生的多巴胺，能夠刺激大腦區域進行組織、抑制控制和注意力。雖然刺激每個人分泌多巴胺的音樂類型不同，但目前研究發現，純樂器

演奏或是歌詞少的類型較為主要。大家可以搜尋「多巴胺音樂」，讓自己更有動能更加努力。

第二個方法是「晒太陽」。古人常說要晒太陽，日照不足其實也會影響一個人的多巴胺分泌。多晒太陽會刺激身體釋放血清素、多巴胺、β-腦內啡物質等，增加多巴胺濃度同時增加陽氣，讓整個人的動能連帶提升。但要注意防晒，避免過度曝晒。

第三個方法是「冥想」，也是近期很多人常做的。在靜坐和冥想之後，你的多巴胺會明顯增加，多巴胺濃度也會顯著提升。因此在靜坐或冥想後，常常會更有力量或是更有動力去努力和前進，這都是同樣的道理。

最後一個方法是早睡早起，這是我經常提醒大家的。為什麼早睡早起這麼重要呢？其實充足的睡眠才是符合生物規律的。多巴胺在正常人體機能狀態下，晚上濃度低，白天濃度高，這樣才能讓大腦清醒，維持良好狀態。但如果前一天晚睡或是長期作息混亂，這樣的規律機能就被切斷，導致你整個人精神不濟，體內多巴胺平衡連帶出現問題。

　　另外早睡早起還有一件事也會對多巴胺很有幫助。前面提到，多巴胺分泌會讓我們感到快樂，獲得了多巴胺滿足後，就容易產生成癮性。我們之所以晚睡，大多時候是躺著滑手機。滑手機是短且高頻次獲得多巴胺的過程，當你習慣透過滑手機這麼容易又快地取得多巴胺並獲得快樂，久而久之你就不願意去往較難的方向努力，造成對工作提不起勁。而隨著晚睡滑手機時間拉長，你就越不快樂，也對於付出努力造成阻礙，形成惡性循環。

　　總結一下，以上就是我對多巴胺的研究，並加上命理的結構，希望讓大家更深入地理解。有時候阻礙我們人生的，不一定是我們不願意努力，或是我們野心不夠，可能是大腦生病了、多巴胺無法正常分泌或是分泌不足等。如果你正在經歷這樣的困境或有相似的煩惱，不妨嘗試我的建議，先從規律生理作息開始，早睡早起、多晒太陽。如果連這些都難以實現，建議尋求專業醫師的治療或建議，修復大腦後，重新找到努力和奮鬥的方向。希望大家能夠以更積極的態度迎接生活，努力實現自己的目標。

[第 2 章]

自我效能

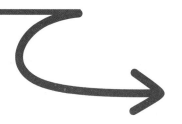

　　不知道你的身邊有沒有一兩位超級樂觀的朋友？他們除了擁有超級樂觀的性格外，可能還有點「天天」的感覺，非常符合我們俗語說的「天公疼憨人」的樣子。看起來傻愣傻愣的，卻像被上天眷顧般，各種好事似乎都會發生在他身上，讓人忍不住感嘆。而科學研究其實也有指出，樂觀的人似乎真的能夠擁有更好的運氣。這是為什麼呢？為什麼樂觀的人運氣會比較好，接下來就來聊聊所謂的「自我效能」。

　　加拿大心理學家班度拉（Albert Bandura）曾說：「成功不一定是由自我信念造成，但失敗卻必然由自我信念導致。」這句話的背後，是班度拉在與學生們做了許多關於學習的實驗時，他發現，學生們相信自己會成功，跟深信自己不會成功的信念，會產生極大的差別。當一個學生堅信自己無法成功時，往往容易就此放棄，在這種心態下，他們設定的目標自然較低，換句話說就是自己限制了自己的學習空間。因此，他們更難取得優異的成績和成功。

　　這種對自己能否成功的信念，被稱為「自我效能」（Self-efficacy）。自我效能與我們一般所知的自信或自尊有

所不同。自信可能與你對整體自我價值的看法相關，例如你覺得自己長得很好看，或是覺得自己力量很強大。但自我效能則專注於特定任務或領域，直接影響個人在某個領域取得成功的信心。

　　舉個例子來說，假如你今天遇到一位文學家，他可能在數學方面的自我效能感較低，但在文學領域可能就比較高。相反地，若是一位數學家，他在數學方面的自我效能感可能就很高，當他在解題的時候，他會覺得這些是他可以解決的，但轉換到文學領域時，就稍微不足。

　　所以當我們說到自我效能的時候，是有分領域的。我們可以看到自我效能在不同領域中的差異，並影響了個人對於自己在該領域是否能成功的認知。透過瞭解和培養自我效能，我們可以在生活中變得更樂觀，擁有更好的運氣和成就。

自我效能四要素：

成功經驗塑造信心，他人經驗激發潛力

　　那麼，自我效能與超級樂觀人的心態有什麼關聯呢？想想看，超級樂觀的人總是相信自己有能力把事情做好。即使在客觀條件下，其他人認為他必定會失敗，但他最後卻能戰勝困難，取得成功。關鍵在於，他的自我效能沒有被外界的評價摧毀。如果他受到周圍環境的負面影響，堅信自己無法成功，那麼他就很容易放棄。因此，保持良好的自我效能感對於成功至關重要。如果自我效能感太低，就容易產生放棄的念頭。

　　班度拉的自我效能理論中，指出 4 個影響自我效能的因素，我們一一來看。

成功經驗

　　首先是成功經驗，過去的成功經驗會讓你更有信心。就

像我們剛剛舉的文學家或數學家的例子一樣，成功經驗能強
化自我效能感。就如同一位跑者在完成了幾次馬拉松後，對
於未來的比賽會更加自信，因為他知道自己可以完成挑戰。

他人經驗

當你看到一個和你很像的人成功時，你會覺得自己也能
做到。這透過相似的人成功來激勵自己。例如，看到同班同
學能翻跟斗，你認為自己跟他差不多，也會想著「我也可以
做到」，透過觀察別人的成功來激勵自己。

社會的說服

再來是社會的說服，這是周圍人的評價和期望對你的影
響。例如，父母對你的評價和期望「哇！這你一定會做得
成」或「你一定不會啦！」會影響你對成功與否的認知。正
面的鼓勵和支持能提升自我效能感，而負面的批評則可能削
弱你的信心。

生理訊號

　　最後是生理訊號。當你投入大量時間在某件事上，你的感受和認知也會影響自我效能感。例如，當你放鬆時，更有可能成功並發揮出更好的表現。相反地，緊張時可能會出現生理上的緊繃，例如握緊拳頭、全身緊繃等反應，這些都會影響你的表現。當你準備演講時，如果感到焦慮，可能會出現心跳加速、手心出汗等現象，這些都是生理訊號在發揮作用。

　　以上這些因素都很有趣。樂觀心態能讓人放鬆自在，當人處於放鬆狀態時，更有可能成功。相反，焦慮緊張會影響表現。例如，大考時有人因緊張而胃痛、肚子不舒服，這些都是自我效能的影響。

　　透過瞭解和培養自我效能，我們可以在生活中變得更樂觀，擁有更好的運氣和成就。

　　同理，這上述的影響因子中的社會說服，我深有感觸。很多人說自己與父母的代溝嚴重，尤其在傳統教育中，父母可能會習慣性地打壓孩子，不斷告訴他們「你做 A 不會成

功啦，做 B、做 C 都不會成功」。如果是一個比較悲觀的小孩，聽到這樣的話自然會讓他們更加糾結，更容易失敗，因為這些話會進入他們的心裡。相反地，對於樂觀的孩子來說，他們可能更想挑戰自己，覺得試試看也沒關係，因此更容易成功。

即便在相同的壓力下，不同的心態與情緒反應會導致不同的結果。那麼成功經驗及他人經驗又代表什麼呢？簡單來說，就像富二代擁有的安全網和資源，也就是他們的父母。當一件事情已經成功過一次，或是我們的父母、朋友已經成功過，我們自然會覺得自己也有可能成功。因為孩子大多向父母和長輩學習，所以有了這樣的成功榜樣並且得到肯定，甚至知道應該怎麼做時，自我效能感自然提升。

綜合來看，要提升自我效能感有幾個關鍵點。首先是你自己，如果你父母的狀態良好，對你的自我效能感會有很大幫助。其次是你的父母，他們能夠給你正向鼓勵，即使不是你的榜樣，但給予正向鼓勵也屬於一種社會說服。同樣地，假設是在學校裡，老師們給予的正向鼓勵也是一種社會說

服，對自我效能能夠發揮重要作用，讓你不容易放棄。最後是生理訊號，如果你能保持身體健康、保持輕鬆樂觀的心態與信念，自然也能更好地發揮自己的潛力，取得成功。

Grit：

堅持到底才是王道，不輕易放棄成就成功

回到前面班度拉說過的，「成功不一定是由自我信念造成，但失敗卻必然是由自我信念導致」。這其中的原因在於，自我效能過低時，容易導致輕易放棄。輕易放棄真的這麼危險嗎？還是說不放棄就一定會成功？

在 2007 年，心理學家達克沃斯（Angela Duckworth）與一些學者提出了「Grit」這個詞，用來表達「對長期目標的堅持，且不輕易放棄的毅力」。有趣的是，他們發現 Grit 分數比起智商或天賦，更能影響成功的關鍵。所以，當我們談

論某些人的客觀成就時，無論是讀到某個學校畢業，還是考取好成績，只要是需要長期努力才能達成的目標，你會發現與 IQ 相比，最大的關鍵還是這個人是否擁有 Grit。

相信大家都很熟悉童話故事〈龜兔賽跑〉，兔子雖然天生速度快，卻因為放鬆大意在樹下休息而落後；反觀烏龜雖然速度慢，卻因為堅持不懈最終獲勝。這個寓言故事正是講述 Grit 的重要性——你必須不放棄，不斷往前進，才有機會勝利。

因此，回到我們前面討論的自我效能，它與你能否成功有著密切的關聯。當你的自我效能感低時，容易放棄；而當自我效能感高時，你會展現出毅力，堅持不懈，因為你相信自己能夠在這個領域取得成功。

這裡有一個有趣的小測驗，也是研究中用來測試的方法，分享給大家實測看看。下列有四個選項，這是複選題，選出與你最相似的幾句話：

A、我只要開始做某件事，就會把它做完。

B、我每隔幾個月就會對新的事物感興趣。

C、我為了克服困難，途中經歷了許多挫折。

D、我會對特定的事物著迷一段時間之後就失去興趣。

根據研究發現，如果你覺得 A 和 C 很像你，但 B 和 D
不像你的話，你的堅毅分數就會非常高。簡單來說，就是你
比較容易通過這些長期困難的任務。如果你覺得 A、B、C、
D 都是你，相對來說你就是比較容易動搖、不堅定的人。大
家可以用這個方式來測試看看，看自己是怎麼樣的人，是不
是非常堅毅，還是容易動搖。

另外，反過來看，假若你覺得 A 和 C 完全不像你，而
B 和 D 非常像，那基本上你就是很不堅毅的人，你就要考慮
避免參與太過長期的挑戰或任務。

克服心魔：

列出結果分析機率，學習他人成功經驗

　　簡老師建議大家，如果是比較悲觀的人，通常會放大心魔，明明事情沒有那麼容易失敗，卻覺得自己不會成功。因此，建議你拿一張紙來克服心魔。

　　一、列出可能結果：首先，把做這件事情可能會有的幾種結果狀態都列出來。例如你在挑戰一個 A 計劃，最好結果是什麼，中間結果是什麼，最差結果是什麼，依高、中、低標依序列出，並標出最糟糕的情況。

　　二、客觀分析成功機率：接著，自己定義以上可能結果的成功機率。例如高標大概有多少百分比成功，中標多少百分比，低標多少百分比，最差結果又是多少百分比。細節標出來，例如最高達到三個條件，中間達到三個條件，最低達到三個條件。客觀分析你是不是真的那麼容易失敗，從中你

會發現，其實自己很容易成功，從而降低心魔。

三、加深熟悉感：降低心魔的方法還有熟悉感。自我效能的調整裡，「他人的經驗」有正面影響。透過朋友的經驗或曾經成功的人，當你覺得自己和他們沒有太大差距時，看到他們做過一次，就會發現事情沒有那麼難或可怕，從而更容易做到。

面相分析：

印堂寬闊心胸開朗，嘴角上揚人見人愛

那麼我們在面相上，如何看出這個人是否樂觀呢？樂觀的面相，主要與印堂和嘴巴特別有關。

首先是印堂，也就是兩眉之間的部位。印堂越開闊的人，基本上就越樂觀。印堂開闊的人，眉毛間的距離比較大，如果你的印堂可以放兩根手指，這是一般的印堂；而印

堂越窄的人，兩眉之間的毛髮較多，甚至快連起來了，像日本漫畫《烏龍派出所》中的兩津勘吉那樣，這種人通常較悲觀和糾結。

其次是嘴巴。觀察一個人的嘴巴形狀和表情，也能看出一些端倪。如果一個人笑口常開，嘴角微微上揚，總是帶著微笑，基本上他屬於樂觀的人。相反地，嘴角向下的人如果又看起來像翻倒的船，我們稱之為「覆船口」，這樣總是瘸嘴的人通常比較嚴肅，相對也比較悲觀。

樂觀的人自我效能較高，因為他們不容易放棄，嘗試新事物時，覺得自己或許會成功。這種自信心是他們面對挑戰時的重要支柱。他們相信失敗只是暫時的，總能從失敗中學到經驗，再接再厲。相反地，悲觀的人自我效能較低，在嘗試新領域時，會認為自己不會成功。即便是熟悉的領域，如果挑戰較大，他們也會懷疑自己的能力是否足夠應付，這種人往往在困難面前選擇退縮。

接著我們要講的是自信。自信心高的人，對大部分事情成功的概率通常會比較高，所以觀察山根就變得很重要。山

根位於兩眼之間，如果一個人的山根高，這個人相對來說做事就很有自信，也很有執行力。山根高的人自信心強，完成事情的能力也很強，因為他們做的次數多，執行力快，容易有成功經驗，不容易被打倒。

　　相反地，如果山根很低呢？山根低的人相對沒有自信，做很多事情時會先懷疑自己是否能夠成功，甚至會受到旁邊人的影響，覺得自己真的不會成功。山根低的人要怎麼改善呢？其實關鍵在於執行的次數。簡單來說就是經驗，有在玩遊戲的人一定知道，「經驗值」是可以幫助我們升級的，所以山根低的人，最重要的是要多做，累積經驗。不要先想再做，而是先做再想，因為山根低的人往往想得太多，做得太少。一旦做的次數足夠多，有了經驗後，就能判斷事情容易成功還是容易失敗，變得更加客觀，不會在什麼都還沒開始時就認為不會成功而選擇放棄。透過經驗累積，可以在過程中更瞭解自己，理解自己的狀態，這樣得到的學習同樣能幫助你邁向成功。

　　最後一個要看的面相是下巴。下巴的形狀和大小也能反

映一個人的毅力和持久力。下巴如果大或是有肉且比較長，不是尖的那種就是好下巴。一般來說，下巴越大越長的人，我們稱為毅力非凡。這種人做事有頭有尾，不容易放棄。比如歐巴馬和李登輝都是長下巴，他們做事不容易放棄，非常有堅持力。雖然不一定代表聰明，做事速度也不一定快，但晚年的成就不錯。這與「Grit」有關，他們容易是龜兔賽跑裡面的烏龜，一定會堅持到底。因為他們的堅持往往會得到別人的信任，所以晚年有很多人願意協助或幫助他們。堅持到底的人給人感覺就是有誠信的，不管是不是真的有誠信，至少外人看起來會是這樣。

相對來說，如果下巴短或尖的人通常比較急躁，容易急於求成，立竿見影，最好是今天做，明天就有成效。不過，根據巴菲特的財富分配邏輯，他的財富在晚年才會顯著增長，這意味著，要達成巨大的成果，必須長期累積。老師建議下巴短的人做十年計劃，畫出十年後的目標，再回推每一年、每個月要達到的成就，最後是每天要完成的事項。

急於求成的人最好做規劃表，並且這份規劃表必須是任

務清單，就是常講的 checklist，每當完成一項就打勾，今天沒完成，拖到明天就加倍完成再打勾。這樣能夠讓你從中獲得快速的正向回饋，透過每日、每月不斷完成事項，累積到十年後達成最終目標。

　　以上就是我們今天講到的關於面相的好與壞，以及應該怎麼辦。在自我效能與「Grit」之間，它們會對你的成功產生影響。現在想想身邊「天公疼憨人」的超級樂觀型朋友，是不是很有可能自我效能高且有 Grit，才讓他們最後得以成功。很多時候，我們認為是運氣的事情，其實是生活中的點點滴滴和心理狀態影響了你。希望透過自我效能、Grit 及面相之間的影響，引導大家邁向成功。

[第 3 章]

平靜

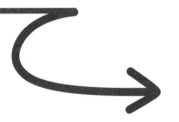

　　你是否常常覺得，自己的努力沒有意義？明明工作得很辛苦，但一開始休息卻感到內疚，有罪惡感？每天在過勞疲憊的狀態下，找不到生活前進的動力。身為老師，我想告訴這樣的你，提升生產力的關鍵不是靠努力，而是保持平靜。

　　那麼，該如何做到保持平靜，讓生產力達到最好的狀態呢？在開始討論前，先來理解什麼是生產力。生產力主要指的是我們投入時間所獲得的工作產出，例如每天工作 8 小時內，你能完成多少事，多少工作，或者取得多少績效，這就是我們的生產力。就像一臺精密的機器，若能保持最佳運行狀態，自然能提高效率。

　　如果今天有一項工具能有效幫助你提升生產力，那它就會被認為是有效的生產力工具。生產力工具舉凡筆電、平板，或者是雲端硬碟等等，從企業角度來看，會評估這些生產力工具的投資是否有價值。

　　舉個例子，假設我們發現公司每小時可以創造約新臺幣 1 萬元的價值，而今天因為多投資一項工具，就能讓每小時的價值增加到新臺幣 1 萬 5 千元，即便需要付出每小時新臺

幣 3 千元的成本，但來回計算仍是賺錢的，那麼這就是有價值的。因此，在所有企業裡，管理者們每天都在不斷思考，如何提升我們和團隊、夥伴間的生產力。

生產力大師的發現：

平靜提升效率，焦慮讓你事倍功半

關於生產力的提升，來自加拿大的生產力大師 —— 克里斯・貝利（Chris Bailey），進行了一項為期一年的深入研究，最後發現關鍵就是「平靜」。克里斯・貝利是一位全球知名的超級生產力專家，可能你也曾經看過他的著作。他在高中時期閱讀了《搞定！：工作效率大師教你：事情再多照樣做好的搞定 5 步驟》（*Getting Things Done*）一書後，便開始對「生產力」感到興趣。在大學畢業後，他展開了一年的生產力研究和實驗。

　　這段時間讓他逐漸掌握了調節自己能力、時間和狀態的方法。無論是洗澡、放鬆，還是工作，他都能保持高效，隨時發揮最佳工作能力。不過，在不斷研究的過程中，有一天克里斯突然察覺，自己可能陷入了某種程度的焦慮症和恐慌症的狀態。這讓他瞭解到，極致的生產力狀態可能會帶來一些問題。

　　他深入研究這個問題，試圖找出降低生產力的根本原因。結果發現，並非他提出的提高效率的方法有問題，而是「焦慮」才是降低生產力的關鍵因素。他發現，高度焦慮的對立面並不是高度快樂，而是高度的平靜。通過數據研究，他進一步發現，當人們達到高度平靜的狀態時，工作效率和生產力會顯著提升。而在焦慮的情況下，工作產值可能會下降 16.5%。

　　你可能會想，16.5% 是什麼樣的一個狀態？你可能想說大概就是會少做一份 Word 嗎，還是少一份 Excel 嗎？並不是。我們來試著把這個數字套用到我們每日的工作時數中。假設我們每個人的工作時間是 8 小時 —— 雖然在韓國、日本

等地，甚至臺灣的人們可能會覺得：「沒有，我們比較奴，比較社畜，工時更長」，但就先暫且假設為 8 小時。假如你因為焦慮而生產力下降了 16.5%，那麼用這 8 小時的工時換算，就必須花費 9 小時 19 分鐘才能完成原本的工作量。換句話說，假設每天固定工作 8 小時，一旦陷入焦慮模式，就必須加班 1 小時 19 分鐘，但產出是不變的，仍是原本 8 小時的量。

克里斯・貝利的研究發現，焦慮對工作的影響主要表現在認知能力的下降。焦慮並非只是手抖或腦袋空白斷片，而是指所有認知事物的能力效率下降。例如，你在發想一個案子或思考一個點子時，因為焦慮而更不容易想到；與人溝通時，因為急躁而無法好好交流；做決策時，因為焦慮而缺乏耐心，無法全面理解事情。這些種種因焦慮導致的認知能力下降，就是前面提到的效率下降 16.5%，使我們每天需要多工作 1 個小時才能達到原先的工作成果。

因此，如果希望在每天工作的 8 小時內完成份內工作，不需要額外增加時間的話，我們就更應該保持平靜。

保持平靜：

放慢節奏更高效，安定心態是關鍵

　　說起來好像很容易，實際上在保持平靜的過程中，會產生一些有趣的現象。許多人為了從焦慮狀態轉換到平靜，反而會產生一種特別的罪惡感。這種罪惡感源自於我們對工作的既定想法。例如：「我現在不急著做事，是不是正在浪費時間？」、「與其浪費這些時間，不如按部就班地往下做，還能做更多事」。

　　我相信很多人在生活中一定曾有這種感覺。例如，現在要等一件東西，需要花 30 分鐘，不知道為什麼你就是會試圖將這 30 分鐘塞滿。有時候甚至只是短短等待 10 分鐘，我們也拿出手機拚命滑，或者打電話或處理其他事情，無非是希望這每分每秒都被充分利用到。然而，你卻忽略了，將每件事情都塞滿，往往是最容易產生焦慮感的。因為你會更有意識地去在意時間，例如：「剩下 2 分鐘，但我手邊的事情

還沒做完」，或是：「還有 2 分鐘，我會不會空下來又浪費了時間，我該做什麼？」陷入不斷產生的焦慮感中。

所以，要解決罪惡感的關鍵方法，就是試著在平靜的狀態下完成手邊該做的工作，你就能省下不必要的 1 小時又 19 分鐘的時間。事實上，你所謂的浪費了這 10 分鐘，浪費了那 2 分鐘，可能加加減減算下來，你省了一個小時，或最少也省下 19 分鐘。因此，練習讓自己保持平靜地去做好下一件事情的準備，並不是一個浪費時間的行為。我們可以把這時間稱做「平靜時間」。平靜時間是每件事情和事情之間的碎片時間，無論是 10 分鐘還是 30 分鐘，你可以什麼事都不做，因為保持平靜才能讓我們在工作上提早完成更多。

要知道，不僅焦慮會讓認知能力下滑，疲倦和忙碌也可能影響到你的認知能力。所以請不要覺得因為沒有充分利用每個碎片時間，或是沒有把碎片時間塞滿，而對自己或自己的時間管理感到很大的挫折，不是這樣的。如果你把時間花在讓自己平靜，例如深呼吸、活動一下身體，或是走出去看一看，這都是讓自己平靜的方法。即使只有短短 5 分鐘，它

帶來的平靜對效率的提升是非常巨大的。

他人的看法：

別被外界影響，專注內心才是關鍵

　　當你開始練習保持平靜時，你可能會遇到來自社會環境的阻礙──周圍的人對你的看法與想法。旁邊的人可能會不斷催促你：「快一點啊，你還有時間，快去做這些事情。」尤其當你看到其他人都這樣做時，一定會開始懷疑自己，是不是太懶了，太不努力了，產生另一種罪惡感。請記得，這是外在力量所造成的，並不是源自你內心。

　　當外在力量施壓時，首先你必須確定地告訴自己：「平靜才是真正的關鍵。」如果你因為外力影響而隨著他們推動去完成任務，就會忽略平靜所能為你帶來的價值，而你只是在努力迎合別人的看法。要讓自己轉移這份罪惡感，明白

「選擇以平靜解決問題，才是真正提高效率的方法」。

　　就像我之前說的，如果我們只是隨著他人的期望前進，我們就只是在滿足別人眼中的「認真工作」和「高生產力」。這樣做，我們解決的是別人的問題，而不是自己真正需要處理的事項。當我們這樣做時，不僅很難專注於真正屬於自己的生產力，反而只是專注於別人認為的「你的生產力」。更糟糕的是，這可能會抹去我們之前所學到的平靜帶來的價值。記住，真正的進步來自於專注自己的道路，而不是滿足他人的期望。因此，我們不該以他人的觀點或認知來評估自己的生產力，而是要確切知道自己今天完成了哪些事項，達成了哪些目標，這才是重要關鍵。

　　並且，要從中對比平靜和焦慮底下的產出品質與成果，你就能真正瞭解為什麼平靜才是提升生產力的關鍵。

面相分析：

耳朵小者多焦慮，眉毛近者易糾結

　　因此我想告訴大家，你應該調整想法：缺乏平靜才是應該感到罪惡感的原因，而不是因為平靜。當你意識到今天沒有達到平靜，導致你產生焦慮時，要將因焦慮降低生產力的罪惡感，轉移到因為今天不夠平靜。你應該要更專注在平靜這一點上。我知道這很困難，尤其是對於容易充滿焦慮的人，練習轉移到平靜是相當困難的。那麼，什麼樣的人容易焦慮呢？

耳朵很小

　　在面相學中，耳朵的大小與人的心理穩定性有著密切的關聯。如果你的耳朵超級小，那麼你可能更容易感到焦慮。我們可以用一個簡單的方法來判斷：將耳朵的大小與「中停」（眉峰到鼻準的位置）相比。只要你的耳朵比中停小，

就代表你可能會焦慮，難以閒下來。

沒有耳垂

耳垂的形狀也很重要。理想的耳垂應該是往前翹且要大。如果耳垂很薄，幾乎看不見，那麼這種人可能屬於超級容易焦慮的類型。他們往往是勞碌命，總是忙個不停，很難真正放鬆下來。

眉毛近

眉毛間距過近的人，甚至兩邊眉毛幾乎連在一起，中間還長有毛髮的人，往往更容易感到焦慮，甚至帶有一些憤怒情緒。這是因為他們的思維模式往往非常糾結，難以放開。

頭髮粗硬

從髮相來看，頭髮越粗越硬的人，越容易感到焦慮，越難讓自己平靜下來。在面對壓力或突發情況時，他們很容易表現得焦躁不耐，無法冷靜思考和應對。

眼睛的神態

在面相學中，我們還有一種觀察方法來判斷一個人是否焦慮，那就是觀察他們說話時的眼神。如果一個人在交談過程中總是不自然地睜大眼睛，這往往意味著他們正處於高度焦慮的狀態。這就像他們在用眼睛「武裝」自己，試圖通過這種方式來掩飾內心的慌亂。

總結來看，這些面相特徵都可以反映出一個人內心的焦慮程度。瞭解這些特徵，能夠幫助我們更好地理解自己的心理狀態，進而找到適合的方法來保持平靜，提高生活質量。

克服焦慮的四種清單：

每日成就提升信心，長期目標穩定心態

如果你有符合上述焦慮特徵，或是生活中容易感到焦慮，這裡有幾種方法可以嘗試，或許能幫助你脫離焦慮，達

到平靜的工作狀態：

每日成就清單

　　每天晚上，花些時間回顧並記錄下當天完成的任務。這就像是給自己的一份日報表，清楚地展示了你的日常產出。你可以選擇在紙上或筆記本中書寫，將你的成就視覺化。這樣做有 2 個好處：

- 它能讓你清晰地看到自己每天的付出和收穫。
- 隨著時間推移，你能比較在平靜和焦慮狀態下的工作效率差異。

　　通過這種方式，你會逐漸發現，保持平靜往往能幫助你完成更多任務。這個認知會激勵你更多地保持平靜的心態，因為你知道平靜能帶來更好的效果。

長期成就清單

　　與每日成就不同，長期成就清單聚焦於更遠大的目標。沒有長遠目標，我們容易感到迷失，不知道日常忙碌的意義何在。因此，擁有一份長期成就清單非常重要。

　　例如，你可以設定一個目標：在一年內通過努力工作，爭取加薪和升遷。將這個長遠目標寫入清單，然後詳細列出每天為實現這個目標需要做的事情。堅持記錄 365 天後，你很可能會發現自己已經實現了這個長期目標。長期成就清單的意義在於：

- 幫助你明確每天努力的方向。
- 通過漸進式的進步來實現大目標。
- 讓你能夠更平靜地面對日常挑戰，因為你知道每一步都在朝著明確的目標前進。

待辦事項清單

　　除了記錄已完成的事項，我們還需要一份待辦事項清單

來管理即將進行的任務。這份清單可能包含日常生活中的各
種瑣事，如買菜、打掃、洗衣服等。別小看這些看似微不足
道的事情。當你將它們列入待辦事項清單，並在完成後一一
劃掉時，你會獲得：

- 成就感：完成任務的滿足感。
- 多巴胺分泌：劃掉待辦事項時，大腦會分泌多巴胺作
  為獎勵，讓你感到愉悅和滿足。
- 更高的幸福感和平靜感：隨著待辦事項逐漸減少，你
  會感到生活更加有序和可控。

情感感受清單

　　最後一個，也是最關鍵的一個清單，是記錄你的日常情
感和情緒狀態。這不是記錄你完成了什麼，而是記錄你的感
受：

- 今天整天你是否都感到平靜？

- 早上、中午、晚上的情緒狀態有何不同？
- 如果感到不平靜，原因是什麼？
- 明天如何避免這些導致焦慮的情況？

通過這樣的情感日記，你可以：

- 將情感狀態與生產力聯繫起來。
- 找出導致焦慮的原因。
- 學會更好地掌控自己的情緒。
- 逐步達到平靜面對每一天的狀態。

　　這個過程就像是給自己的情緒做一次全面體檢，幫助你更好地瞭解自己，並為未來的情緒管理提供依據。

　　通過這 4 種清單的結合使用，我們可以全方位地管理自己的任務、目標、日常事務和情緒狀態。隨著時間的推移，你會發現自己越來越能夠平靜地面對生活中的各種挑戰，工作效率也會隨之提高。記住，平靜不是一蹴而就的，它需要

我們持續的努力和關注。通過這些方法，我們可以逐步培養出更加平和的心態，讓自己的生活和工作都變得更加美好。

重塑自我觀念：

擺脫他人眼光束縛，追求內心真實平靜

最後，我認為造成大家焦慮的關鍵之一是追求「別人眼中的卓越」。很多時候，我們穿上昂貴的衣服、開著豪華的名車、與外形亮眼的人戀愛，只是為了得到他人的讚美和認可。例如，當你在 IG 上傳動態或照片，獲得許多讚美和點讚，這種外在的肯定讓你感到滿足，但這種追求是沒有止境的。

今天你因為買了新車而獲得讚美，下一次你想要更多人的讚美，就需要買更好、更貴的車，否則他們可能會認為你「退步」了。交往對象也是一樣，如果你和一位外表出眾的

人交往，分手後又交往了一位外表平凡的人，你會擔心大家覺得這個人沒有之前的好。因此，你會不斷尋找更出眾的對象。同樣地，如果你發了一張美照在 IG 上獲得 1,000 個讚，下一次新照片的點讚數不如前一張時，你就會感到焦慮，試圖發更具突破性的照片。

這種追求別人認可的行為，就像是「山道猴子的一生」中的主角一樣。相信我，追求別人眼中的好永遠無法使你平靜。當你獲得獎勵時，你的平靜很容易被下一階段的焦慮打破。然而，人的成長並非一蹴而就，需要時間的累積。當時間無法滿足你的需求時，焦慮就會無限放大。因此，我們應該追求的是自我感覺良好，而不是別人的眼光。

這裡所說的並不是要你冒犯別人，而是要聚焦在自己的感受。例如，你可能對自己的交通工具很滿意，覺得與另一半的關係很有意義，或者儘管你的工作薪水不及同學，但卻讓你感到充實。關鍵在於，要思考這些事情對你的意義，並逐步讓自己變得更好。你可能會為車子添加新的裝飾，或者當你把它清潔乾淨時感到愉悅。

　　所謂的自我感覺良好，是指回到自己內心，去感受你認為自己很好，而不是別人覺得你好。你能自己給自己力量，給自己一個平靜，而不是依賴外在的肯定或是他人對你的評價。透過與自己的內在對話，達到真正內心的平靜。

　　當然，這不代表不重視外在。我們前面講了很多生產力的狀態，要你保持生產力和成就是絕對的。但我們追求的不應該是別人看我們有多好，而是我們內在對自己的肯定。我們不會對自己說謊，不會騙自己完成了哪些事。讓自己的人生和周遭的人生活得更好，這些都是與自己的比較，而不是與外界的比較。只有這樣，我們才能真正實現內心的平靜。

玄學的驗證：

念誦心經清靜心靈，靜坐冥想提升專注

　　前面講完生產力專家的科學研究及發現，接下來要分享

一些玄學方法，這些方法也能幫助我們找到內心的平靜。
第一個方法是念誦《心經》。《心經》的內容簡潔易懂，老
師我最近有個有趣的習慣，就是在做拉筋時順便念誦《心
經》，取代平常的運動 8 拍節奏。《心經》所講述的邏輯
是，所有事物都是我們意識的反射，存在著無限的可能性。
當我們認識到事物本來就有無限可能時，就不必陷入罣礙與
擔憂，何必患得患失呢？

　　基本上，你本身就是一片虛空，是無限可能的存在；你
的焦慮可能根本不存在。這種方式在認知上能讓你更快地脫
離負面情緒的困擾。每次念誦《心經》時，就是在提醒自己
「無色受想行識，無眼耳鼻舌身意，無色聲香味觸法」，所
有事物都是我們意識的反射。如果事物是意識的反射，那我
們是否能從內心進行調整？因此，《心經》所傳達的是這樣
的一種認知。每次念完《心經》後，若你能感受到自己的心
境有所改善，就是一種認知狀態的提升。

　　另外，老師我也常念並推廣《清靜經》。《清靜經》教
導我們如何保持內心的純淨，告訴我們生活中的凡事都有其

規律，該如何在其中保持平靜，如何面對自己的慾望，如何
面對這個世界，讓自己處於最穩定的狀態來回應世界。念誦
《清靜經》是一個方法，也有些人會選擇冥想。

可能有人會問：「老師，我不擅長打坐，我也沒有時
間。」其實，道家的理念中，只要靜坐就好了，不一定要打
坐或採取其他特定的方式。你只需要坐下來，閉上眼睛，讓
你的思緒自由流動。如果腦海中湧現各種雜念，也沒關係，
就讓它們自然湧現，自然消散。重要的是，你去做了。當你
閉上眼睛坐下來的那一刻，你就比之前更平靜一些。

這並不要求你必須花費很多時間或處於特定狀態，隨時
隨地，你都可以閉上眼睛靜心。如果覺得坐著讓你感到焦慮
或罪惡感，那麼不如將罪惡感轉移到沒有靜坐的時候，因為
一味地焦慮只會降低你的生產力。

以上這些都是放鬆的好方法，當然，呼吸吐納也是一種
方法。很多瑜伽和道家都有自己的呼吸法，基本邏輯就是放
慢呼吸，讓吸氣和呼氣都拉長，自然整個過程就會變得慢慢
的。老師我也有個習慣，就是在說話之前，先在腦海中想過

再說。

　　一開始時，當你想要發表某些負面情緒時，例如你想罵人，先在腦海中想一遍，再說出口。你會發現當你真正要說時，可能已經沒那麼生氣了。同樣地，如果對父母或他人有急躁的想法，先在腦海中想過再說出口，你會發現情緒會變得平和許多，因為思考過後你會更冷靜。這就是所謂的「讓子彈飛一下」。這是一種耐心和平靜的表現，也是一種技能。

　　希望大家能夠從以上各種方式和資訊中理解到平靜的重要性，平靜才是幫助你走向成功，更有成就，以及解決人生許多問題的真正方式。讓我們一起努力追求平靜，讓自己過得更好。

第二部

業力轉化
與
成功之道

[第 4 章]

成功學

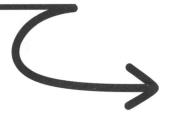

「老師，你看我什麼時候會成功？」這是我在算命時經常被問到的一句話。每個人對成功的定義皆不相同，雖然在算命中可以看出運勢的高低，但究竟什麼才算成功，成功又要如何達成呢？

我從以前起便經常研讀各種成功學的文本，訪問成功人士，總結出來的特徵可能有：樂觀、正面、積極、勤奮等。然而，有人會質疑這些是倖存者偏差。那麼，什麼樣的人會成功呢？

最近我閱讀了一本符合 AI 時代並基於大數據科學研究的書籍，找到了成功的線索，這些線索與我在紫微斗數中的發現產生了共鳴。這本書的作者是巴拉巴西（Albert-László Barabási），美國東北大學的網路科學講座教授暨大學特聘教授，他擅長分析大量數據之間的關聯性。這項研究相當有趣，他們發現成功只需遵循五個要點，越符合這些要點，成功的機會就越高。

以和為貴：

善於交友開闊視野，避免對立成就更高

　　首先，是老師我很常說的「以和為貴」。為什麼我把這放在第一個要點呢？原因是，巴拉巴西發現，我們所從事的事業和工作大致上可分為兩種。一種容易辨別好壞，例如運動比賽，可以從分數得分中，就能看出誰更優秀。另一種則不容易辨別，像是藝術。沒有相關知識，我們很難判斷畢卡索和其他畫家的作品哪個更優秀，原因有很多，像我可能就是沒有相關知識背景，對吧？但若是以實際面來說，例如畫作的最終價值，畢卡索的作品確實更具價值。所以，這種就屬於難以辨識的領域。

　　巴拉巴西在研究後發現，在不容易辨識好壞的領域中，成功的關鍵就是人際關係。你可能聽過，要成功需要建立弱連結。弱連結指的是彼此不太熟悉，但能連結上又能互相幫助的關係。你認識的人會看到你的作品，推薦你，幫你背

書，你的作品就會越來越好，得到越來越高的評價，你就能
走出你的生活圈。

　　例如，在同一個村子裡的兩位藝術家，一位善於交友，
另一位則相對內向。隨著交友廣泛的那位與更多人來往互
動，他離開區域變多，就會突破他的同溫層，更多人去看到
他的作品，最終自然會獲得更多的讚賞和成功。所以，以和
為貴的關鍵就是要跟周遭的人建立良好關係，而不是與他人
對立。如果樹立的敵人很多，你的負面評價就會傳得很快，
成為你向外出去的一個重要阻礙。

　　因此，必須要以和為貴，跟大家都當好朋友，維持一定
程度的關係，避免與他人對立為自己製造敵人。這樣的情況
下，就能達成第一個人際關係的成功，進而讓你的作品和表
現得到更多人的關注，成功也就更加容易實現了。

如雷貫耳：

名聲擴散無限提升，人際關係助你成功

　　接下來第二個部分，老師我總結成四個字，就是「如雷貫耳」。意思是，無論我們評價一件事物的好與壞，都存在著一定的差距。舉例來說，籃球比賽的得分，我們可以明確地看出分數上的差距。同樣地，食物的好壞也會有一個味道上的明顯區別。但是，名聲的好壞差距卻可以是無限的。

　　即使我們可能只是比另外一方稍微好一點點，但因為我們的人際關係、操作方式，或者是我們遇到的朋友、媒體的影響，就能讓我們的名聲達到非常之大，非常之廣。這裡可以看到，愛因斯坦可能比其他科學家有名 100 倍，因為大家可能不知道其他科學家有誰。但他的智力和能力可能並沒有比其他科學家強到 100 倍。這說明了你的實際能力可能有限，但透過有效的人際關係和名聲管理，你的名聲可以達到無限的高度。

　　所以，要成功的第二個關鍵在於，不只專注於你與其他人之間的有限差距，還要同時讓你的名聲在眾人耳中廣泛傳播。這也是第一點的延續，先以和為貴，建立足夠多的人際關係，讓你的作品和人際關係可以不斷往外擴散。第二點則是讓擴散不停歇，持續增長你的名聲。這件事不是取決於你產品本身的差距，而是名聲上的差距，記得要達到如雷貫耳，這是成功的第二個關鍵。

錦上添花：

小成功帶來新機會，持續累積走向大成功

　　第三個要點，老師我把它總結成「錦上添花」。這句話的意思是，好的事情會引來更多好的事情。人們更喜歡錦上添花而不是雪中送炭。當你取得一個小的成功時，它會為你帶來下一個小的成功，不斷製造小的成功，最終會帶來

一個中的成功，持續的中成功最後會引領你達到一個大的成功。

　　因此，當你今天成功了一件事情，透過「以和為貴」及「如雷貫耳」的方式宣傳你的成功，就能讓更多人知道並分享你的成功，他們也就願意給予你更多的機會和資源。一旦你擁有了更多的機會和資源，你就更有機會達到下一次的成功。而這項成功又會帶來更多的成功。

　　持續不斷地取得成功是一個關鍵。你不需要一次性地達到一個大的成功，但你一定要從一個小的成功開始。將這個小的成功廣為人知，透過小的成功的廣泛宣傳，可以為你帶來更多的資源，使你從小成功變成中成功，從中成功走向大成功。

群策群力：

集結眾人專長，合作共創大成功

　　再來第四個成功要素，老師我把它總結成「群策群力」。這個概念會與後段要提到的紫微斗數有點關聯。巴拉巴西在研究後發現，絕大多數人的成功與他們的天賦和天生能力密切相關。不過，每個人都是不太一樣的，而要完成一件事情，絕對不能只憑一種能力，需要多種不同的能力才能實現成功，因此群策群力就是重要關鍵。

　　讓我們再次回到剛提到的愛因斯坦的例子。愛因斯坦之所以如此出名，並不是因為他擅長操作媒體，而是因為他在物理學上取得了重大突破和發現。然而，幫助愛因斯坦將他的成功放大的，是他所遇到的朋友或支持他的人中，有許多不同專長或才能的人，包括記者、媒體等。他們幫助愛因斯坦一次又一次地突破，讓更多人知道這些事，這就是群策群力的精髓。

透過集結大家不同的專長和能力，共同合作，創造出一個大型的成功。這與前面所提到的「以和為貴」緊密相扣。你必須有一定的名聲讓他人知道你的能力，同時你必須通過前面的成功讓大家願意與你合作，這樣才能實現群策群力。

天道酬勤：

努力次數決定成敗，不斷嘗試迎接成功

最後一個要點，雖然是老生常談，但老師我認為最重要的就是「天道酬勤」。巴拉巴西經過大數據研究發現，人類的成功與年齡沒有直接關係。數據顯示，大多數人的成功作品往往集中在 30 到 40 歲之間，這段時間是黃金時期；而在 50 到 60 歲後，成功的頻率則明顯降低。這並不是因為年紀大了變笨，而是因為產出的頻率減少了。

當我們製作任何作品時，都會有一定的成功機率。假設

你的成功率是 25％，意味著每做 4 次會有一次成功。年輕時，你有充足的時間和精力，每天可以產出 3 到 4 個內容，這樣每天都有機會達到 25％，即有 1 次成功的機會。然而，隨著年紀增長，你可能需要照顧父母、小孩，內心的動力和慾望也逐漸減少，每天只能產出 1 次，這樣你需要 4 天才有一次成功的機會。

　　因此，年紀大並不是能力下降，而是產出減少。「天道酬勤」的邏輯就是，努力次數越多越重要。因為成功率是固定的，只要次數足夠多，就一定能達到小的成功。每次成功後，下一次的成功會更容易，這是因為錦上添花的效應。

　　因此，即使現在還沒有成功，也不要灰心，這只代表你還沒有遇到成功的機會。只要不斷努力、不斷發展，你一定會遇到小成功的開始。一旦掌握了這個小成功，就有機會像滾雪球般不斷擴大，最終達到大的成功。

成功公式：

成功＝執行力 × 創意（S ＝ Q×R）

　　老師我在看這項研究時，有一個令我印象深刻的公式，就是「成功＝執行力 × 點子」（S ＝ Q×R）。這個公式代表什麼？它其實是成功的公式。S 代表成功，Q 代表執行力，R 代表點子或創意。所以，成功等於執行力乘以點子。這裡的 R 指的是我們在生活中總會有的各種各樣的想法和創意。比如我們常會看到賺錢的機會就會想試看看，這些都是點子。

　　比如當年比特幣紅極一時，朋友們說比特幣能賺錢，或是再往前一點，Facebook 興盛時，也有人說 Facebook 可以賺大錢，再往前一點可能是說當網紅是個趨勢，但真正成功去實際做比特幣的、做 Facebook 的、當網紅或從事 Web3、AI 的人，實際上並沒有這麼多。你看，在咖啡館或速食店，很常聽到人們討論做什麼生意，因為大家都能看到商

機，但真正有人去實踐的卻不多。

在我們創業的世界裡，點子不是關鍵，關鍵是執行力。再好的點子如果沒有執行，都是空談。這也是有些成功企業家之所以厲害的原因，他們能夠將點子實際付諸實現。因此，執行力是至關重要的，這就是「執行力」（Q）。

巴拉巴西發現每個人都有所謂的「執行力係數」（Q係數），也就是點子實際執行的結果。「成功＝執行力 × 點子」（$S = Q \times R$）就是「你的執行力乘以你的點子，等於你的成功與否」。這合理解釋了為什麼有人想到了做 iPhone，但只有實際把它實現出來的人才能真正成功，因為那些人可能覺得自己沒有資源或不懂手機技術，但賈伯斯就做出來了。他把想法結合點子實際做出來，並獲得了巨大的成功。

巴拉巴西的研究還發現，「執行力」（Q）是不變的。Q 是一個天生的因素，從年輕到老，Q 都不會改變。你可能會說：「哪有啊！老師，我以前很懶散，可是現在很努力。」這裡 Q 的關鍵是在不同的事物上，Q 會有不同的表現。

比如，老師我在研究算命的執行力就很高，但在研究物理學上的 Q 就很低。或者如果我要學英文，Q 很低，所以我的英文很爛。但是在研究算命的時候，我想到一個新方法，馬上就去看書、上網找資料、拜師學藝，這就是我的 Q 在算命這件事情上比較高。Q 在不同領域有不同的表現，在某些領域你的執行力可能會高，但在其他領域則可能較低。

這就像我們常聽到的「你學這個比較快」，其實指的並非天份，而是將某件事實現的能力，這種能力是天生的。經過許多模型運算後，發現這種能力不會改變，即 Q 是恆定不變的，而且是天生的。這代表著你的點子會隨著年齡增長而進步，因為你獲得了更多的經驗。比如，你設計了一支不太好的手機，但隨著時間推移，手機的品質越來越好、越來越強大。隨著年齡增長，你的經驗和點子都會變得更好，但你的 Q 是穩定不變的。

這讓我想到在算紫微斗數時，當被問到會不會成功時，我會找到你的化祿。然後告訴你化祿代表你最容易賺到錢的行業，以及你最容易獲得成功和收穫的方向是什麼，這就完

美吻合了，因為紫微斗數的命理是天生的。你出生年月日一輸入，化祿的位置就定了。化祿在那個方向上，你往那個方向走，就比較容易成功。

紫微斗數與化祿：

找到你的執行力之星，讓成功變得更簡單

連結起這件事後，我內心非常激動，覺得真是不可思議！所以這邊就要教大家，怎麼樣找到自己的「Q──化祿」。化祿是什麼？在紫微斗數的邏輯裡面，填上你的出生年月日時，就會得到一個命盤。命盤上會標出你的化祿是在哪一顆星星上，那顆星星其實就是你適合做的事情，因為做了會有收穫，就是你的 Q──「執行力」。

隨著你人生的奮鬥和努力，你的經驗值變強，創意（R）變強，你的成功（S）可能會越來越厲害，但你的 Q

是不變的，因為本來做這個就比較容易成功。只要夠奮鬥，你的化祿星的能量就會更強大。

　　或許有人會想說，如果是跟我同一年生的，化祿不都同一顆嗎？舉例來說，我是 1987 年生的，這一年都是太陰星化祿，適合做晚上的、跟女生有關的、跟水和土地有關的行業。所以我還會再加上一個 10 年。因為一個人不會只有一個化祿，每個人在出生的年份會有一個化祿之外，每個 10 年還會有一個，在你大運上，所以你在命盤上的時候，可以看出你每個 10 年的化祿星，也代表做那件事比較容易有收穫，容易成功。

　　除了 10 年之外，還有每年的化祿，所以每一年你都會有一個化祿星。那一年做的事因為這顆化祿星的影響，容易比較成功。例如書出版的時候已經來到甲辰年，甲年的時候是甲廉破武陽，是廉貞星化祿。所以像我本命是太陰星化祿，又加廉貞星化祿，廉貞星代表的是皮膚表面和精神性，所以代表我去做一些給女生的保養品就很容易成功，落地能力就會變得很強。

這樣大家應該就能瞭解，即使同一年出生，組合起來的結果還是會不太一樣。10 年的關鍵是，你這 10 年做什麼比較容易成功。通常我覺得大家可以感受到的差異，就是本命加 10 年。因為流年每年都在變動，所以本命加 10 年的化祿基本上是非常準的。

掌握適合的領域，成功機會倍增

這邊我會簡單講一下每一顆星化祿的結果，以及代表的方向。10 個天干，所以會有 10 顆星化祿，依序分別是甲、乙、丙、丁、戊、己、庚、辛、壬、癸。如果想要看更細，歡迎到我們的桃桃喜官網，上面有準備一個程式，輸入你的生辰八字，理論上就能跑出本命 10 年和流年化祿星，適合做什麼，可以大概知道一個方向。

甲年：廉破武陽

廉貞星化祿，代表表面的，跟皮膚有關的，也代表建築、電子，還有精神思想與身心靈。因此，廉貞星也代表

法律。這些行業是你特別能付諸實行的方向，可能是你的 Q 值（執行力）特別高的領域。

乙年：機梁紫陰

　　天機星化祿，代表創意思考、交通移動類，也代表多元和比較新的東西，如寫程式、機械等。所以，如果你是乙年，天機星化祿的朋友，可以考慮這些方向。

丙年：同機昌廉

　　天同星化祿，代表享受、小孩、發胖，以及按摩等讓身體舒服的事物。這些領域能幫助你快速執行。

丁年：陰同機巨

　　太陰星化祿，代表與女性、土地、水、晚上相關的事物，這些領域會更容易成功。老師我也是太陰化祿，所以有深刻體會。

戊年：貪陰右機

貪狼星化祿，涉及娛樂、藝術、肉體和社交相關事物，都容易取得成功。

己年：武貪梁曲

武曲星化祿，與金融、金屬有關。另外，武曲化祿還與軍警相關，也包括骨頭和鋼鐵等硬物，這些領域也會讓你賺錢。

庚年：陽武陰同

太陽星化祿，代表男性、白天、國外、光和視覺相關的事物，這些都容易執行。

辛年：巨陽曲昌

巨門星化祿，與說話、聽覺、嗅覺、嘴巴、通路等相關的事物容易成功，相對來說，你會比較容易賺到錢。

壬年：梁紫左武

天梁星化祿，與法律、醫療、老人、教育，及傳統與神明相關的事物容易賺錢。

癸年：破巨陰貪

破軍星化祿，代表環保、創新、改造和流通業賣東西的、買空賣空的行業。這類賣貨的也都容易成功。

執行力決定成敗，創意讓你脫穎而出

以上就是我們講到幾個不同的化祿，找到自己化祿是在哪一顆星星，就可以去把你的 Q（執行力）放下來，讓你的 R（創意）變好，越來越有機會成功。這些就是我想和大家分享關於「成功」這件事。如果你現在人生遇到了很多的瓶頸，發現怎麼做都難以成功，很可能關鍵在於，你並不適合這件事情。這可能是因為你的 Q（執行力）不足，無法將 R（創意）實踐，總是停留在想像中。這時候，我建議你不要堅持做這件事情。

　　我們常聽到人家說「我們在人生的工作上，要找到我們的熱情所在」，這樣才能真正奉獻生活。其實，這個熱情所在，就是 Q（執行力），看你多能將 R（創意）落實執行。有趣的是，有時候你能做出來的，並不一定是你喜歡的。就像有些事你很有天份，但可能不愛，但你可以細究有沒有哪一個環節是你想完大家都沒去做，但換做是你就能馬上做出來的，那這件事情就是你的 Q（執行力）。

　　像有些人可能很擅長唱歌、跳舞或是饒舌，老師我可能喜歡講段子，但我真的沒辦法寫得那麼好，這就是我們的 Q（執行力）。我們需要找出生活中我們真正擅長的事情，真正能夠實現的事情。再次強調，找到你人生的 Q，不斷努力，你的 Q（執行力）會增強，你的 R（創意）會更好，最後你就會成功了。

　　桃桃喜為大家設計了一個小測驗，只需輸入資料，就能得知自己哪顆星化祿。請上網搜尋「桃桃喜」或掃描 QR code。

[第 5 章]

好人有好報

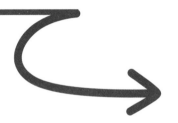

　　「佈施」這個詞，我們一定耳熟能詳。在佛教的智慧中，「佈施」被認為是一種善行，它告訴我們，付出將帶來美好的回報，最終使我們自己受益。在日常生活中，我們經常感受到幫助他人、慷慨付出所帶來的意義，並相信未來，善行將會在宇宙響應下回饋到我們身上。那麼，這種信念是否也有科學根據呢？有的，接下來我將分享我在探索科學依據過程中的發現。

　　「佈施」一詞最早來自婆羅門教傳統，古印度人相信佈施窮困會獲福無量，每逢節慶，王室都會行佈施。佛教認同佈施行為，並將其列入菩薩六度之一，認為這是非常重要的修行方式。簡單來說，這個詞的意義，就是指慷慨給予。

給予者、互利者以及索取者：

無私奉獻成就幸福，自私索取終成困境

　　但是「給予」究竟對我們有什麼幫助嗎？我們要提到一位極具盛名的美國心理學教授 —— 亞當‧格蘭特（Adam Grant）。他一生致力於研究各種心理學行為，其中一項著名研究就是關於給予。許多人都說「施比受更有福」，認為給予者會比接收者更幸福，這是真的嗎？或者說，今天的無條件付出是否必然會有好結果？亞當‧格蘭特以此觀點出發，展開了不斷的探索。他將世人分為三大類：給予者、互利者以及索取者。那麼，這三類人有什麼分別呢？

給予者：無私奉獻先人後己，幸福源自他人快樂

　　他們習慣於無私奉獻，不斷地給予。面對任何事情時，他們傾向先想到如何讓別人受益，或是如何讓他人感到愉快。

互利者：堅持公平互惠原則，回報同等付出收穫

　　他們不喜歡平白無故地接受。因此當別人對他好時，他必定會以同等的方式回報。同理，在向他人索取時，也會希望彼此收到的是同等的，必須保持公平，以求平等。

索取者：只考慮利益得失，從不考慮付出回報

　　他們總是考慮如何從他人那裡獲得利益，從不考慮付出。他們做事目的就是以索取為主。

　　亞當‧格蘭特認為，這三種人形成了社會的結構。在經過他的各種調查後，發現這三種人在社會中有明顯的階級順序。你可以猜猜看這三者，誰是最慘的？答案是給予者。這樣不就顛覆了我們前面討論的認知嗎？你可能會想：「老師，所以施比受更有福是一種安慰講法嗎？」

　　亞當‧格蘭特認為，會出現這樣的結果在於「他們不斷地被索取者無情地剝奪資源和財物，最終一無所有」，因此成為了最不幸的群體。那麼，在這個社會中，最好的是誰呢？你想不到答案仍然是給予者。或許你可能會認為是索取

者或互利者，但事實證明，最好的仍然是給予者。

沉睡人脈：

無私付出積累資源，關鍵時刻助你成功

　　亞當・格蘭特思考，是什麼讓給予者同時出現在最慘與最好的群體。其實給予者都具備一種特質，那就是「無條件地給予，且不期待回報」。這讓他們累積了一種特殊的人脈，我們稱為「沉睡人脈」。

　　這與我們日常生活中的人脈有所不同。平時我們接觸的人脈，大多數是屬於活躍型的。舉例來說，當我製作一部影片時，可能與某個知名的網紅合作，或者與導演、剪輯等合作。又或者在商業領域，我與人建立了一些商業關係。這些都是活躍型人脈的例子。它們建立在商業或者資本關係的基礎上，我們彼此合作是為了某種商業目的或個人利益。我

們可能參加商會、社團等活動，與人建立關係，追求共同目標，並在互惠的基礎上推動著彼此的前進。雖然這種合作關係在短期內可能只是出於特定目的，但以長遠來看，我們仍希望能夠保持互惠的關係。

然而，沉睡人脈卻與此不同。沉睡人脈指的是，給予者在許多情況下無私地提供幫助，並且不期待回報。給予者在幫助他人時，從不會預先考慮自己是否能從中獲益。他們僅僅將注意力集中在別人的需求上，以及自己手上是否擁有可以提供的資源。給予者大多願意分享自己的資源、時間和專業知識，為身邊的人帶來便利，這就是沉睡人脈的概念。

這種人脈可能在短期內看不到明顯的效果，但隨著時間的推移，你會發現，在某個時刻，你或許會需要某個領域的幫助，而你幫助過的人，可能會因此再次與你產生連結。舉例來說，你可能曾經幫助過一位牙醫，當你牙痛需要專業建議時，你可能會想起這位牙醫。或者，當你在社交媒體上發文求助時，曾經受過你幫助的人可能會主動聯絡你並提供幫助。這就是沉睡人脈的力量。隨著時間的推移，這種人脈的

作用會不斷擴大，最終在商業或生活上的關鍵時刻，幫助給予者站在頂峰。

給予者的分歧點：

辨別索取者並避開，明智付出成就巔峰

　　在這個時候，你可能會想知道，既然給予者的出發點都是「施比受更有福」，那麼為什麼會有最悲慘和最好的給予者呢？關鍵在哪裡？這兩種給予者之間的差別就在於「合作或給予的對象」。雖然前面提到，給予者都是不求回報的，理應是不分對象都會給予。但是，對待在階層巔峰的給予者來說，不同點是，他們會在給予的人生經驗中找到方向，也就是幫助他們去辨識誰是一味索取的人。

　　你可以想像成校園裡的霸凌者，常看韓劇的人可能就很好帶入畫面。韓劇中，經常描述這樣校園惡霸的人物，透

過不斷霸凌他人，索取他們的一切，當然是不會給予任何回報。社會上也有這樣的人，他們就像吸血鬼一樣，不斷地取之不盡。而這些人可能是你的家人、朋友，甚至是你在工作生意中遇到的對象，甚至是身邊親近的人。他們的共同特點就是一味索取。

巔峰的給予者能夠識別出這樣的人，並在吃虧一次後，便不再與這些人來往。因為他們知道，索取者是不會成為沉睡人脈。如前面所提，索取者就是不斷不斷地索取。因此當你對他好時，他自然會認為是理所當然的，所以他不會回饋。假設他是剛才例子中的牙醫，但他這次作為索取者，所以當他看到你在社群上發文求助，他會直覺想到要從你身上獲得一些好處利益，而不是真正為你解決牙齒問題。他可能會建議你更多的牙齒修復療程，好讓他賺取更多的錢。

索取者的行為就是建立在不斷索取，而這就是索取者成為給予者向上或向下分歧選擇的原因。如果一位給予者能夠辨識出索取者，並在吃虧後就此遠離，那他就不會陷入最悲慘的情況。他甚至有機會保護自己的專業、資源甚至財產。

但老師我覺得，你在人生道路上，很難避免遇到索取者，而且你也很難一眼就看出對方是索取者、給予者還是互利者。你只能依靠自己的經驗和直覺，從與他的互動中去做判斷。不過巔峰的給予者天生擁有一種保護優勢。除了具有辨識能力外，他們還能保護自己免受索取者的傷害。

索取者最怕互利者：

拿多少就還多少，互利者不容欺負

索取者的邏輯是持續索取，而給予者的風格則是持續給予。那麼互利者呢？互利者在這個情境中扮演的角色就是基於「你給我多少，我就給你多少；反之亦然，你拿走我多少，我就要拿走你多少」。因此，索取者其實最害怕遇到互利者。因為一旦互利者發現對方是索取者，他不會像給予者一樣心存寬恕，他會想盡辦法把自己失去的東西拿回來。因

此，索取者今天拿走了 5 塊，互利者一定會試圖把這 5 塊拿回來。

　　在現實世界中，許多衝突就源於互利者認為受到了不公平對待。他們會用各種手段，包括法律、道德和商業方式來懲罰對方。所以當索取者在一個團體裡或是一個區域裡，無法長久性地生存，就是因為互利者一旦發現了他是索取者，他後續的索取行為就變得很難成立，甚至最終遭到互利者驅逐。

　　而互利者最喜歡與給予者合作，為什麼？因為給予者不求回報，所以當互利者得到幫助時，他會覺得應該回報。然而，他可能沒有機會回報，因為當你在路邊幫助一位老太太過馬路時，你的目的僅僅是給予，你並不期待她回報你任何東西。同樣地，在生活中，當你看到一位朋友正在經歷困境時，你並不是因為要向他銷售東西或與他做生意，而是僅僅想要幫助他。這樣的行為會讓互利者銘記在心。

　　三者互動的關係是，給予者會集合大量的互利者。原因是互利者之間最喜歡跟給予者合作，因為給予者不求回報，

會讓他們得到很好的報酬。所以互利者就會成為給予者沉睡人脈的一部分。接著這些互利者會為了維持給予者的能量和利益,而去懲罰並驅逐索取者。所以索取者在一個區域裡的時間待得不會久。

沉睡人脈其實就是由一群互利者所構成。他們是將點滴記在心頭上的人,所以給予者必須找到這些互利者來合作,而互利者則會幫助給予者攻擊或防禦那些不斷索取的人。這是一個非常重要的合作關鍵,因為給予者能夠無私奉獻,並集結互利者的力量,而互利者透過和給予者的互動,可以獲得最好的交易以及最舒適的感受。

走向成功的關鍵:

吸引互利者合作,避免索取者干擾

接下來,我們來談談最關鍵的部分,即這三者之間如何

產生連動性的變化。給予者會吸引大量的互利者。這是因為互利者喜歡與給予者合作，給予者不求回報，這使得互利者能夠獲得更多的好處。因此，互利者成為給予者沉睡人脈的一部分。這些互利者會為了保護給予者的利益而懲罰並驅逐索取者。因此，索取者在某個區域內的存在時間並不會太長。

這讓我想到，在我還沒看過亞當‧格蘭特的研究前，我曾經分享過一個故事。那時我也快30歲了，我向以前在微軟實習時的主管詢問一件事，我問他：「在我們創業或上班過程中，看到很多好人和壞人，但壞人其實跟好人一樣都能成功，是不是成功和品德並無關聯？」他想了一下，然後說，確實看到許多成功的壞人，但他們有一個共同點，就是他們的成功持久性有限。他們會掠奪某個區域的資源，導致其衰退。當這個區域意識到這種情況後，就會團結起來抵制他們，迫使他們離開。這些人會在某個地方賺了一筆錢後，就被迫離開到另一個地方重新開始，直到再次被發現，又被驅逐。他們的人生就像不斷重複的循環，但每次重新開始

都變得越來越困難，因為世界是有限的。特別是在臺灣這樣一個相對較小的地方，你在這裡的行為很快就會被人知道，再也無法混下去。因此，他得不斷地轉移地點，從臺北到高雄，從高雄到臺中，再到日本或其他海外地區，不斷地移動，直到最後再也找不到可以去的地方，再也得不到任何好處。

　　而好人呢？一開始可能覺得吃了虧，但隨著時間的推移，人心會被考驗，你們的努力會得到回報。只要堅持努力，最終能夠站穩腳跟，屹立不搖。這符合我們之前討論的案例。給予者起初可能進展緩慢，受到索取者的欺負，但隨著時間的推移，他們開始辨別出誰值得幫助，形成了與互利者的聯盟關係，他們的人脈也逐漸擴展。隨著年齡的增長，他們變得更加成熟，能夠判斷出誰值得合作，誰不值得，沉睡人脈也成為了他們事業的資源，推動他們事業的蓬勃發展。這就是給予者或是互利者的成功路徑。

堅持正直方能長久成功，耍詭計最終難持久

說實話，從我的個人經驗來看，我已經走了很長一段路，目睹許多人的奮鬥。我看到許多人都非常努力，也相當聰明，不過成功並非一蹴而就。年輕時，我們必須要有耐心，因為那時候，我們可能尚未明確分辨，也缺乏足夠的選擇。但只要我們有足夠的毅力，就有機會站在一個良好的位置上。這可能需要花上 10 年的時間，大約從 25 歲到 35 歲，甚至有些人可能需要更長的時間，或許要到 40 歲，但最終你會找到自己的位置。

然而，如果你今天不斷地使用各種耍詭計、作弊的手段，雖然初期可能看似進展迅速，也許在 26、27 歲，甚至只工作一、兩年就取得了不少成就，但最終這些都將會無法持久。因此，站在成功的高峰並不難，難的是如何堅守那裡，這是一個非常艱難的過程。

有位非常偉大的理財專家，也可說是大師級人物，他就是查理・蒙格（Charles Munger）。作為巴菲特的合夥人，他分享了一段非常經典的話語：「堅持做有意義的事；堅持

做有價值的人；堅持追求理智、正直、誠信。終有一天，一定能獲得成功。身教勝於言教。如果你取得了成功，別人會更願意向你學習。如果你堅持走正路，你更容易獲得成功。你已經走在了正確的道路上，你需要做的只是堅持下去。」

從我的角度來說，可以總結為「施比受更有福，這是正確的」。不過，這前提是你必須能辨別出那些可惡的索取者，並且瞭解佈施對你自己是有好處的。透過持續的佈施，積累這些沉睡的人脈絕對是有意義的。但是對於那些索取者，我們必須讓他們遠離我們的生活圈。

所以大家該怎樣學會積累這些經驗，你可以保持一本小筆記，不斷記錄自己與周遭人互動的過程，以便辨別出誰是索取者，以及何種人往往有索取的習慣。久而久之，你將會建立起一個很好的方針，瞭解自己同溫層裡的人是否是索取者。這樣你就能走在自己作為給予者的道路上，最終獲得成功，並建立一個充滿正能量的圈子。

面相分析：

眉毛印堂開闊樂於分享，顴骨豐滿善於助人

好的，接下來讓我們從面相上來教大家如何辨識一個人是否是給予者。其實，面相學中有幾個特徵，可以幫助我們識別那些樂於給予的人。讓我們一起來看看：

眉毛印堂開闊

首先，給予者一般來說，他們的眉毛印堂開闊。面相學認為，印堂越開的人通常貴人無數，運氣也相對較好。因為印堂開闊的人心胸開闊，不容易糾結小事。在面對他人向他索取時，他們沒有太多顧慮，心態開放，願意分享。

眼頭彎曲

聰明的給予者必須要有能力分辨對方是否是索取者。因此，具備看人眼光的面相特徵之一是眼頭要彎，像鳥嘴一

樣。古代面相師收徒時，其中一個重點就是看眼頭。眼頭像
鳥嘴的人觀察力強，相反，眼頭圓的人則容易被他人欺騙。
因此，如果你的印堂開闊，眼頭彎曲，你可能天生就是一個
聰明的給予者。

顴骨豐滿

顴骨代表權力和處事的手腕。顴骨要大且有肉，沒有肉
的顴骨太過強硬。顴骨大且像麵包超人豐滿的人做事有手
腕，有責任感，且會在乎別人的感受，所以他們願意幫助他
人，不管是否與自己有關，都樂於給予幫助。

腮部圓潤

最後我們看到腮部。如果圓潤飽滿，也是給予者的特徵
之一。腮部被稱為「奴僕宮」，這樣的人有強大的包容心，
很多人願意為他效勞。他們很樂意給予別人機會，即使是對
於索取者也會先持開放態度。如果對方持續索取而不反省，
他會選擇將其排除在自己的圈子之外；如果對方肯悔改，他

就會再給予機會。

實際上，給予者會隨著時間和情境的變化而調整。沒有人一出生就是固定的三種人之一，大家會隨著經歷不斷調整和改變。如果你發現自己有索取者的傾向，至少應努力轉變成互利者，這樣你的人生會走得更長更久。而如果你已經是互利者，不妨試著成為給予者，因為這樣可以經營更多人脈，獲得更多好處，並取得更大的成功。給予是每個人都可以去做的，讓自己更快樂的方法。

第三部

········

情感管理
與
社會現象

[第 6 章]

客觀變得更幸福

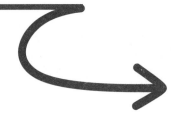

　　你認為自己是能夠客觀看待事物的人嗎？很多時候，我們經常聽到別人勸說「看事要客觀一些」。究竟客觀有什麼特別或重要之處呢？實際上，客觀的態度真的能為我們帶來更多的幸福。為什麼我這麼說呢？這是真的有其根據的。

　　德國經濟學家阿曼・法爾克（Armin Falk）進行了 3 個實驗，分別以嫉妒、公平和憤怒為主題。在這 3 個實驗中，我發現它們都與客觀息息相關。因此，我想結合這些實驗的結果與命理面向，來分享一些觀念，希望能夠為大家帶來更多的幸福。

嫉妒實驗：

攻擊他人能被合理化嗎

　　第一個實驗是研究嫉妒。阿曼・法爾克設計了一個相當原始的實驗來探討這種情緒。他找來兩個女生，讓她們各自

面前放著兩個按鈕，一個是電擊按鈕，一個是不電按鈕。實驗的機制是這樣的：當其中一個女生按下電擊按鈕時，另一個女生會受到電擊。這電擊不致命，也不會對健康造成影響，但按下電擊按鈕的人可以獲得 10 塊美金。如果選擇按下不電按鈕，則表示不會電擊對方，但也無法獲得那 10 塊錢。

這實驗聽起來很殘忍，因為你面對一個完全陌生的人，卻被迫選擇是否為了 10 塊錢給予對方一記電擊。在這個實驗中，嫉妒的環節取決於三位男性對兩個女生的外貌評價。實驗結果發現，男性的評價不同，給予電擊的機率也會大不相同。

如果這三位男性認為「兩個女生長得差不多」，選擇電擊另一位女生的機率是 29.6%。也就是說，在 100 個人中，約有 29.6 個人會為了 10 塊錢選擇電擊另一個人。然而，如果三位男性認為「另一個女生比這個女生好看」，願意電擊另一個女生的機率就超過了 70%。換言之，10 個人中就有 7 個人願意電擊另一個人。

紅顏薄命令人嫉妒，調整外貌能改善運勢

　　這個實驗揭示了一個有趣的現象：人們會合理化自己的不道德行為，假設對方有某些負面特質，例如傲慢或素行不良。研究表明，當一個人發現同性競爭對手獲得更多異性青睞時，我們會找藉口來合理化傷害對方的行為，這就是嫉妒所引發的狀態。

　　然而，事實上，對方是否真的有這些缺點並不重要，因為你並不認識她。你又不是面相專家，怎麼可能斷定她是否傲慢或者有什麼缺陷呢？

　　當我們內心合理化對待別人不好的行為時，這將導致不道德的念頭，這是非常不好的事情。試著思考，在現實生活中，如果你莫名其妙地對一個人展開攻擊和傷害，這不就是小人之舉嗎？對方跟你毫無怨恨，也許只是單純比你長得好看，或者與其他男性同學、同事的關係比較好，但當你對他進行攻擊時，就會產生負面效應，導致你們之間的敵意增加，讓你的生活變得更不幸福、更不快樂。

　　事實上，他的美麗或其他特質與你無關，即使你不喜歡

．

他，也不代表你就一定有好處。所以，有時候我們需要客觀
地檢視自己的情緒，對某人產生敵意或不滿其實沒有道理，
可能僅僅因為他在某些方面比我們更有魅力或更受歡迎，但
他本身並沒有做錯什麼。

　　這件事從面相上來看也能解釋，為什麼古人常說「紅顏
薄命」。這句話意味著外貌出眾的人可能面臨更多的挑戰，
美貌不能保證幸福或成功。當一個人長相太過出眾時，很容
易無意中引起他人的嫉妒。這些人為了合理化自己的嫉妒
心，會捏造對方的缺點，因為沒有人想承認自己是壞人，只
能編造理由來合理化內心的怨恨和嫉妒，讓自己站在正義的
一方。

　　因此，常有朋友問我：「老師，我該怎麼改善明年的運
勢？怎麼打扮可以幫助運勢更好？」我都會告訴大家：「最
好不要打扮太好看。」如果你現在外貌出眾，卻一直運氣不
好，相信我，很可能是因為你長得太好看了。你可以做一些
調整，比如戴圓眼鏡，讓眼睛看起來小一點，臉變得圓一
點，從而降低你的威脅性，使你不容易引起同性的嫉妒，這

樣你的生活就會順利一些。

公平實驗：

獎勵讓人快樂，不公平讓快樂減少

　　接下來我們來看一個有關公平的實驗。這項研究顯示，當人們獲得好處時，大腦的獎勵系統會發生變化。研究者邀請兩名受試者參與實驗，並對他們的大腦進行掃描。實驗過程中，受試者需要完成一個簡單的任務，完成後會獲得報酬。結果顯示，當受試者獲得報酬時，他們的大腦獎勵系統會變得更加活躍，使人感到愉快。

　　然而，研究者發現了一個有趣的現象：當你得知與你做相同工作的人得到的報酬不同時，你的大腦獎勵系統會減弱。這意味著，當你拿到 100 元時，你會感到快樂，但如果你發現旁邊的人拿到了比你多兩倍、三倍甚至四倍的報酬

時，你的快樂感會下降。因為感受到不公平會減少我們的幸福感。

實際上，很多時候當我們得到某樣東西後，我們的幸福感會逐漸減弱，這很大原因是因為我們發現旁邊的人得到更多。這個實驗讓我意識到一個常見現象：當我們瀏覽 IG、Facebook 等社交媒體時，常常會因他人的動態而感到不公平。他們開雙 B 車，而我沒有車，只能騎機車，這樣的比較讓我們的不公平感逐漸增加。

這也是為什麼我們總是會比較自己的薪水和獎金，而不是單純地看自己擁有的。同樣的工作，同樣的努力，我們卻會開始比較為什麼別人獲得更多，這樣的心態讓我們感到不公平。然而，現實世界中的同工同酬其實是很困難的。因為實際上並不存在所謂的完全相同的工作。除非你們碰巧是同事，坐在一起，同時進公司，否則你們的年資、學歷等都不同，自然薪水也會有所差異。

當你發現別人的薪水比你高時，你會感到不公平。你會覺得自己的薪水減少了，因為你覺得別人得到了更多。同樣

的情況也適用於工作。你和同學一起畢業，但在不同的公司工作，根本就不是同一份工作，不可能完全同工。但當你看到他擁有更好的手機、更理想的伴侶時，你會感到嫉妒和不公平，快樂感也會開始衰減。

其他情況也會有相似的結果。例如，你去約會時，原本可能感到很開心，但當你看到對方的伴侶更加迷人或有魅力時，你的快樂感可能就會減少。同樣地，當你拿到薪水或獎金時，原本會感到開心，但發現有人拿到年終獎金 10 個月，比你多很多，你的快樂感就會下降。

社交媒體讓人陷入不公平感，
少比較多感恩才能真正快樂

事實上，很多時候我們並不是得到得少，有時甚至比預期多，但我們仍然會感到不滿和不開心，這都是因為我們陷入了不公平的想法中。我們在社交媒體上看到很多人在炫耀，而我們則不停地比較自己和別人，這讓我們感到不公平，從而降低了快樂感。最終，我們甚至在玩電動遊戲時都

會感到不公平,覺得別人怎麼升等這麼快,這種比較心態一旦爆發,就會讓我們瞬間失去快樂感。

因此,如果你正感受到不快樂的心情,很有可能就是受到了不公平的影響。它會破壞你的報償系統,讓你的快樂感大幅減少。當你的快樂感降到低點,此刻不管你做什麼、獲得什麼肯定,你依然感受不到快樂,因為你會一直執著於自己沒有得到的東西。

我也常被問到:「老師,你會不會嫉妒別人?」對此,我認為學習面相後,最重要的是變得不容易嫉妒。因為當我們看到不同的面相時,就能快速瞭解每個人的狀態,知道他們的幸運和不幸之處。也許某人有他的幸運,但他的不幸我們能承受嗎?可能有些人的面相顯示他會失去兄弟姊妹,甚至母親、配偶或孩子。這樣的面相你會想要嗎?答案是否定的,對吧?

當你透過面相瞭解這個人會遭受的不幸,而你不想陷入同樣的處境時,你就不再去計較公不公平。因為他沒有的部分,可能正是你擁有的,甚至是他無法得到的,因此對你來

說是更加可貴的。這時候，你還會去比較嗎？因此，我們應該更冷靜地看待自己擁有的一切，而不是去比較別人擁有的。這樣的比較是毫無意義的，甚至會讓你的大腦引導你進入不必要的狀態。我們應該珍惜自己擁有的，這樣我們才能更加幸福。

憤怒實驗：

南北暴力文化大不同，牧民農民心態各異

　　第三個研究是一個延伸研究。首先，阿曼‧法爾克參考了心理學家道夫‧科恩（Dov Cohen）和理查‧奈斯比（Richard Nisbett）的著作《榮譽文化》（*Culture of Honor*）。這本書讓大家瞭解美國男性暴力行為的原因，尤其是南方比北方更暴力的原因。

　　為了理解這樣的差異，他們招募了來自南方和北方的測

試者。研究發現，南方和北方的暴力行為差異與移民的生存
模式有關。南方的主要移民來自蘇格蘭和愛爾蘭的牧民，而
北方則是英格蘭、德國和荷蘭的農民。牧民文化中，由於牲
畜容易被偷，人們必須保護自己的財產，因此形成了重視榮
譽和以暴力保護財產的文化。相反地，農民文化中，人們更
加注重合作和法治，因此對暴力的態度較為保守。這些不同
的文化和職業背景塑造了他們對權力、法治和暴力的態度。

　　在南方，由於牲畜容易被偷，畜牧社會需要建立一種威
懾偷竊和掠奪行為的榮譽文化。這意味著，人們必須展示他
們願意用暴力來保護自己的財產和家人。因此，南方社會中
的衝突容易升級，因為保護榮譽和聲譽至關重要。這些男性
往往形成一種不怕衝突、強調衝突的文化和行為，展現出一
種「惹我就是找死」的形象，因此暴力事件和衝突更加頻
繁。

　　這份研究結果讓阿曼・法爾克決定進一步驗證其真實
性。在這個大數據時代，他研究了大量數據資料，並整理了
各地區的文化、暴力衝突事件和傳說故事。他發現，如果一

個地區的祖先從事畜牧業，該地區的槍支和暴力衝突事件確實較為嚴重；而如果該地區的祖先從事農業，則相對而言，該地區的攻擊行為就不會那麼嚴重。

面對挑釁時冷靜思考，憤怒其實沒有必要

所以，有時候當你感到憤怒，或表現出想要與他人拚個你死我活的態度時，這很可能是因為你的祖先和文化的影響，而你其實不需要那麼憤怒。回到現代來看，你住在公寓裡，哪裡有什麼牛羊會被偷？也沒有農業和畜牧業的區別，要偷東西也不容易，因為可能錢都存在銀行裡。因此，當我們面臨別人的挑釁時，內心深處的文化和祖先的價值觀可能會浮現出來，導致你容易採取硬碰硬的態度。

這種情況最容易發生在什麼時候呢？通常是在開車時。許多人開車時，一旦被別人擋了一下，就會下車與對方發生衝突。然而，有些人會選擇忍讓，因為他們認為自己可能這輩子都不會再見到那個人。事實上，再次遇見同一個陌生人的機會非常低，幾乎可以忽略不計。因此，我們的憤怒其實

是沒有必要的。憤怒往往只會帶來衝突和暴力，而這些暴力的結果大多是不好的；無論是你受傷還是對方受傷，都不是我們想要的結局。

當我們面臨衝突時，應該反覆思考：「我真的需要生氣嗎？我的憤怒源於何處？我是否有更好的應對方法？這件事情對我是否真的有影響？我今天發脾氣真的是必要的嗎？」我們都知道古人常說「以和為貴」，這點非常重要。因為在現代社會裡，你大多數情況下不會再遇到那個人，即使遇到了，也不太可能對你造成重大影響。

從第三個研究裡，我們瞭解到，很多時候我們的憤怒來自文化和原生家庭的影響。這些影響可能源於我們成長的環境、家庭從事的職業、生活的地區等因素，這些因素塑造了我們的價值觀和反應方式。然而，現在我們擁有了選擇的自由。當面臨衝突時，我們可以選擇冷靜和理性，尋找更和平的解決方式。畢竟，大多數衝突都不值得我們付出這麼大的情緒成本。憤怒只會帶來更多的痛苦，而我們真正需要的是內心的平靜和幸福。

　　然而，在現在這一刻，我們是自由的個體。我們可以選擇生氣，也可以選擇原諒。我想強調的是，大多數衝突其實並沒有太大的意義。面對衝突，第一件事是冷靜下來思考，以和為貴。只有在冷靜的情況下，我們才能進行有效的溝通，而這正是解決問題的關鍵。有效的溝通會伴隨著一點點的警惕和不滿，也可能有好奇心和疑問。我們可以先認同對方的價值，表明我們理解他們的觀點，再加入轉折關係的連詞，如：「你說的沒有錯，但是……」這樣的討論才會有意義。

　　當討論內容變得極端且不尊重，或充滿失控情緒時，所有的討論都沒有任何意義，也很難進行下一步的溝通。在這種情況下，憤怒可能是合理的反應，但重要的是要控制住情緒，並在冷靜的狀態下評估局勢。因此，生活中並不需要那麼多的憤怒。我們應該客觀地思考，是否值得為眼前的事情感到憤怒，以及憤怒是否會帶來任何好處。有時候，展現強硬態度並不一定對你的人生有意義，甚至在大多數情況下，最後只會導致兩敗俱傷。

面相分析：

眉毛濃密易衝動，眉眼距離近更急躁

那麼，什麼樣面相的人容易在衝突時變得情緒激動呢？

眉毛濃密

眉毛濃密的人通常比較重感情，這類人往往容易不理智，因此在情緒上更容易激動或衝動。

眉眼距離近

眉毛和眼睛距離很近的人，就像動漫《七龍珠》中的角色，眉眼距離幾乎貼在一起。這類人缺乏理智思考，容易衝動和急躁。

冷靜練習：

呼吸調節穩定情緒，有效溝通化解衝突

如果你想要透過一些方法，幫助我們在衝突時保持冷靜並有效溝通，老師我會建議練習「吐納」。道家常常講吐納，吐納在中國傳統的氣功和丹道修煉中，扮演著非常重要的角色。所謂吐納，其實是一種基礎的氣功功法，通過調節呼吸，讓氣息得以流動和平衡。它有助於提高身體的氣血流動，增強身體的健康和活力，調和身心，促進健康和提升修煉的效果。那吐納要怎麼練習呢？這裡有一個簡單的方法，可以按照 1：4：2 的比例來調節呼吸：

- 吸氣：首先，冷靜下來，用鼻子慢慢地吸氣，持續 5 秒鐘。
- 憋氣：接著，憋住這口氣，保持 20 秒鐘。
- 吐氣：最後，緩緩地用鼻子吐氣，持續 10 秒鐘。

業力大腦

　　這樣就完成了一次1：4：2比例的呼吸。你可以重複這個過程。雖然深呼吸也有幫助，但用鼻子進行這種呼吸練習效果會更好。經過這樣的練習，你會發現自己不再那麼焦躁，也不會那麼急躁。

　　如果你真的不會吐納法，我還會建議一個有效溝通的方法。這是我最近發明的，叫做韓國老奶奶溝通法。例如，我們跟同事快要起衝突吵起來的時候，我就會喊他的名字，像韓國老奶奶一樣：「宜樂啊，宜樂啊，奶奶跟你講啊，沒那麼難啊。」類似這樣的模式，總之你得喊對方的名字，讓他好奇你在幹嘛。你就能慢慢講出你想表達的話，他因為好奇停下來聽，也就會比較容易聽進去。這個方式有效之處在於，透過老奶奶式的柔和緩慢語氣，來與衝突的對象進行溝通，勢必能夠減少衝突的可能性，並促進建設性的對話和解決問題。

　　因為真正會常衝突的人，大多是很熟的朋友，或是家人，因為關係太近了才吵得起來。所以當你想要對方好的時候，我們就進到韓國老奶奶的狀態試試看吧。

　　人生旅途裡，老師我認為，我們應該培養更加客觀、宏觀地看待事物。當我們退一步、反省自己時，問問自己，這一切真的是我們所想的嗎？我們是否真的需要這樣做？這樣的心態能帶給我們更多幸福和快樂。

　　最後，想要告訴大家，獲得幸福和客觀的視角需要一定的練習。希望大家能夠以更客觀的態度看待自己，無論是嘗試算命的技術、聽朋友的建議，還是接受各種分析。這些都能幫助我們更客觀地看待世界，進而使我們的人生更加幸福。

[第 7 章]

反脆弱

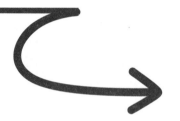

　　「老師，別的算命師說，我接下來人生都要遭遇厄運，我該怎麼辦？」對有算過命的朋友，這句話應該並不陌生吧！確實很常有人來問我，明後年運勢很差該怎麼辦？我的命運很慘，我該認命嗎？他們尋覓各種算命師，卻總得到相同的預言，甚至有人被告知「要慘十年」。聽到這句話，未來還沒展開，就已經充滿挫折。

　　我想分享給各位，當你在面對人生逆境和低谷時，應該擁有怎樣的正確態度和心境。我們在算命過程中，一定會常見到高低起伏。當然，每個人在命運高漲時，充滿喜悅，覺得未來將更美好，因此更加努力奮鬥。然而，生命有高峰也有低谷，當陷入低谷時，我們應該如何應對運勢低迷的時期，以及這些命運中的低點又是什麼概念？

黑天鵝事件：

巨變來襲生活悄然改變，AI 崛起更是驚人

　　首先，我們提到「黑天鵝」這一概念。你知道什麼是黑天鵝嗎？或許你曾聽過「黑天鵝事件」，如果沒有，也可以來認識一下這個詞彙。

　　「黑天鵝」這個概念最早源自 18 世紀。當時，歐洲人在發現澳洲之前，認為天鵝都是白色的，直到看到澳洲的黑天鵝，這才引起人們對天鵝認知的反思。最早提出「黑天鵝事件」概念的人，是美國紐約大學教授納西姆·尼可拉斯·塔雷伯（Nassim Nicholas Taleb）。他先後在 2001 年的《隨機騙局》（*Fooled by Randomness*）和 2007 年的暢銷書《黑天鵝效應》（*The Black Swan*）中提及這一概念。黑天鵝事件指的是「極不可能發生，但還是發生的事件」。

　　簡而言之，「黑天鵝」指的是那些極不可能發生但一旦發生就會帶來巨大變化的事件，且這些事件難以預測和防

範。最具代表性的例子就是我們所經歷的 COVID-19 疫情。這次疫情徹底刷新了我們的認知與預期能力，讓全世界措手不及。

COVID-19 來襲改變生活，黑天鵝事件頻繁發生

　　當我們面對 COVID-19 時，全球幾乎沒有人能夠預測它的影響。起初，我們或許認為這可能只是短暫的一個月，但隨後卻持續延長至一年、兩年，甚至更長。舉個簡單的例子，假設有人在疫情前說：「我的事業肯定會成功，除非全球停止搭飛機。」在那時聽起來只是誇大其詞。然而，疫情爆發後，全球真的停飛了。這一事件對許多產業造成了巨大的衝擊，許多企業倒閉，許多人的生活也因此受到重大影響，這就是典型的「黑天鵝事件」。

　　深入研究時，你會發現，隨著全球社會緊密聯繫，科技不斷進步，資訊變化速度越來越快，黑天鵝事件的發生頻率也隨之增加。經常發生衝擊我們原本認知的事件，讓你覺得這個世界究竟發生了什麼事？COVID-19 可能是一個巨大的

事件，但事實上，對於我們每個人而言，在我們的日常生活中，許多變革也在悄然發生。

當 AI 出現時，沒人預料到它能快速進步，還有可能取代許多傳統工作，也代表我們先前的價值觀，可能面臨重新評估的局面。這一切讓我們意識到，這個世界已經超越了我們的理解和想像。因此，我們稱之為「黑天鵝」。

面對黑天鵝事件時，我們該如何應對呢？

反脆弱：

面對壓力如橡皮糖，應對變化似水柔韌

前面提到，提出「黑天鵝事件」一詞的作者塔雷伯還提出了一個重要概念 —— 反脆弱。他也將這項概念寫成著作，被譽為是黑天鵝世界裡的自保對應之書。我們理解黑天鵝的現象，就像是預料之外的風雲變化。這就像在算命中，突然

某一年的運勢出現劇變，彷彿遭遇重大打擊一樣。

在算命時，我會一一點出你今年如何、明年如何、後年如何等運勢。但也有不少人在運勢大好之時來找我算命，如果此時我告訴他們即將面臨巨大困難，他們通常不會相信，也不會因為我的一句話而有所準備。結果，當衝擊猝不及防地到來，他們便會遭受重大挫折，只好轉換跑道或面對痛苦，找出應變對策。

而另一種在運勢低谷時來算命的人，通常是在運勢低點但遇到意外轉折，想知道如何逆轉命運或持續保住勝利的勢頭。所以，接下來我們要探討的是：有什麼方法可以讓人常保贏態，或避免一失足成千古恨，一敗塗地難以東山再起。這樣的概念就稱為反脆弱。

塔雷伯在其著作《反脆弱》（Antifragile）中提出，脆弱的反面並不是堅強，而是「反脆弱」。這意味著一個事物不僅能夠承受壓力和衝擊，甚至能從中受益並變得更強。

我們可以用一根筷子來解釋這個概念。筷子看起來很堅硬，但實際上非常脆弱，一旦折斷就無法再用了。這就是脆

弱的特性：表面堅硬，但容易破碎。

　　現在，假設這根筷子變得像橡皮糖一樣柔軟有彈性。當你試圖折斷它時，它不會斷裂，而是隨著外力彎曲變形。這就是反脆弱的特性：能夠承受壓力而不會破裂，甚至可能從壓力中變得更強。一旦橡皮糖變形後，你試圖撕裂它也會發現很困難，因為它不像堅硬的東西那麼容易斷裂。

　　換句話說，反脆弱就是在面對壓力和變化時，能夠適應並變得更強，而不是簡單地抵抗壓力。

化危機為轉機，隨變化而成長

　　這個概念的核心是，你的人生應該像橡皮糖一樣具有彈性。黑天鵝就像是一股外來力量，對橡皮糖施加彎曲的壓力。當一根硬的筷子遇到黑天鵝這樣的壓力時，可能會斷裂。但是，如果你的人生狀態像橡皮糖一樣柔軟，就不會輕易斷裂。

　　更具體地說，你的人生應該像一塊黏土，柔軟而有彈性，就像我兒子玩的玩具史萊姆一樣。當你受到壓力時，像

史萊姆一樣，你可以隨著外力變形，這種彈性讓你在面對壓力時不容易完全崩潰。

此外，你還應該像水一樣流動，或者像果凍一樣有彈性，當你受到壓力時，你可以適應和調整，從而變得更強。這種彈性使你能夠承受外來的衝擊，而不會被打垮。

我們無法避免黑天鵝的出現，但我們可以降低它帶來的巨大痛苦，讓自己具有彈性。這很像道家的基礎邏輯「上善若水」，意思是當我們處於最佳狀態時，應該像水一樣，柔軟而無常。水沒有固定形態，可以在縫隙中流動，需要力量時可以匯聚成強大的海浪，持續不斷地侵蝕岩石，這正是水的力量。

因此，上善若水所謂的境界如水一樣，具備萬用狀態，沒有固定形狀或模式。同樣地，儒家強調的「君子不器」亦是如此。他不會執著於特定形式，而是會隨著環境變化而適應調整，「反脆弱」指的就是這樣的狀態。

但是，該如何將這樣的理念落實到現實生活中？我們該如何應對？

風險與報酬：

降低風險至最低，追求報酬至無限

　　老師我想告訴大家，黑天鵝事件帶來的問題在於，它是超出常規且無法預測的。因此，你經歷的下跌是無限，而上升也可能是無限的。但我們希望人生中的上升是無限的，而下跌是有限的。因為無限的下跌，代表沒有底可以承接你，可能把你推向絕境。而賺錢這樣的上升機會，當然是越多越好，不受限制。因此，我們必須讓下跌的幅度受到限制，而上升的機會則是無限的，這才是應對黑天鵝事件的最佳方法。

　　因為我們無法預測黑天鵝事件的影響，可能帶來更多的上漲或下跌。

　　回到 COVID-19 的例子，當時許多口罩公司確實獲利暴增。但同時，許多餐飲業者卻陷入困境，甚至倒閉。這個例子告訴我們一個重要的道理，面對「黑天鵝事件」，我們必

須追求報酬無限但風險有限，這點非常重要。

　　很多人或許會認為，簡老師在說廢話，因為大家都知道風險管理就是要控制風險。但關鍵在於，這個風險管理概念不僅僅適用於投資，而是涵蓋了人生的各個方面。許多人在做出各種抉擇時，選擇了報酬有限、風險無限的事情。

　　舉例來說，如果你去做個投資，投資聽起來很像賭博，對方承諾很高的報酬，比如說明年回報你投資金額的三倍。即使報酬很高，但風險也同樣很高。如果你被騙了，可能會損失所有的投資金額，也就是歸零。這種情況下，風險是無限的，因為損失可能是全部投入的金額，而報酬是有限的，即使是三倍也是有限的。這樣的投資，風險高，報酬不確定，可能是一種詐騙。

　　再次強調，投資中的風險與報酬通常是相關的。如果風險為零，回報的報酬很可能不是真的。因此，當有人告訴你投資沒有風險時，你應該要警惕，因為這很可能是詐騙。即便它有可能是好的，但風險仍然是無限的，因為一旦投入其中，可能會在一瞬間失去一切。這種投資是絕對不應該去做

的。

　　原因在於，即使在「黑天鵝事件」發生前，一切可能都很順利，賺了不少錢；然而一旦「黑天鵝事件」發生，你就可能一無所有。你之前賺的錢可能都不算數，而且可能還因為獲利而借了很多錢，投入了很多資金，結果全都打了水漂。這就是關鍵所在。

　　很多人在考慮投資時，只看到報酬最好的那一面，忽略了風險。以前發生過許多區塊鏈事件，像全球第二大的虛擬貨幣交易平臺 FTX 宣布破產也是一樣。當我們做這樣的決定時，由於當時區塊鏈行業缺乏金融監管，我們承受的風險本來就是無限的，但報酬卻是有限的。

　　我自己也曾親身經歷過這樣的情況，也投入了一些資金。在這過程中，我深刻地感受到我們當時的認知。或許我們認為，要在幾天內失去數十億的資產是不可能的，但遇到「黑天鵝事件」時，任何事情都有可能發生，尤其當風險幾乎是無限的時候。

　　幸好，老師我那時抱著實驗心態，並沒有將全部財產都

投入，這同時也是在做風險分散。若我把全部資產都投入其中，那就是將我的風險無限化，讓我的人生置於極大的風險狀態下。

遇到不利運勢時，提前計劃，
將風險控制在範圍內

　　既然我們談到自己的人生，就拉回到算命的概念。在算命時，一定會出現不利的因素，比如化忌星、煞星。算八字的時候，可能會遇到不好的運勢，稱為忌神；在算占星時，常聽到某個交角代表凶星或不吉利的結構。那麼，當你遇到這些不利的跡象時，該怎麼應對呢？關鍵在於將這些「慘」的風險控制在可管理的範圍內。

　　你可以將可能遇到的倒霉事件一一列出來。例如，如果你發現所投資的財務公司可能會破產，先想清楚破產後會影響到哪些方面，比如你手中的投資、父母的財務狀況、太太的財務狀況等。把這些情況整理出來，然後估計在不同情況下你可能會損失多少，提前做好準備和計劃。當事情真的發

生時，你就能從容應對，並承擔這些損失。

　　當你面臨損失時，正如我們剛才討論的，你的風險是可控制的。雖然你可能在財務公司遇到挫折，損失資金，但這些損失都是你可以預料並控制在範圍內的。在這種情況下，你就不會脆弱，像水一樣，受到小石頭的打擊，也只是濺起水花，最終能恢復平靜。

　　就像一塊很硬的餅乾，一旦被擊碎，就很難再度拼起來。即使你試圖黏合，也會有縫隙，甚至碎屑掉落，變得支離破碎，你也無能為力。因此，反脆弱的核心在於，當你看到命盤中種種不利跡象時，你需要將所有可能的不利情況列出來，評估其可能性。對於那些風險極大的情況，千萬不要去嘗試；對於那些風險無限的問題，更不要冒險。

最大化報酬與風險控制，創業成功的關鍵

　　接下來，我們繼續討論「反脆弱」還有哪些特色。反脆弱的特質在於，我們必須著重於將報酬最大化。這是什麼意思呢？因為當黑天鵝事件發生時，不僅會帶來壞處，也會有

好處。然而，許多人把自己的生活置於風險無限大、收穫有限的狀態中。

　　舉例來說，有些人的工作模式可能嚴重危害健康，但他們因此能夠比普通人多賺取 1.5 倍的薪水。這看似賺到，但實際上並非如此。這種工作模式對健康的威脅極大，能持續工作的時間必然不長。如果有一天他生病了、受傷了或是健康出了問題，他將無法繼續工作，收入會立即歸零。因此，在職業選擇方面，控制工作風險非常重要。你必須確保工作的風險可控，不能讓風險無限，而報酬卻有限。

　　同樣，在創業時也是如此。許多創業者認為目前的工作薪水不夠多，所以想要創業賺取兩倍的錢。但如果將所有資產都投入創業，且沒有計劃，當風險無限且你是新手時，一點小差錯就可能導致破產。

　　最近，我分享過，如果你正打算創業開店，我建議實體店面應該選擇店租低的地方，或者如果你在臺北，就往中南部去租。為什麼？這是因為風險問題。一旦租下店面，風險就卡在店租上。無論你生意做得多好，口碑多好，品牌多

好，那些都是報酬增長的過程，但你事先還是得控制風險。如果你在臺北開店，店租過高，風險隨之增高。甚至有可能，資金光是付店租就幾乎用完，其他固定支出會讓風險變得無限大。

　　以上這些觀念，不論在創業或工作選擇上，都是非常實際且重要的。控制風險並尋求可持續的報酬增長是至關重要的。在工作選擇上，儘管一些工作可能提供更高的薪水，但如果這也代表背後有更高的工作壓力、健康風險或其他不確定因素，這些都需要被考慮進去。記住，在創業或工作中，將風險控制在可接受的範圍內，同時尋求持續的報酬增長，才是一個明智的策略。

　　因此，理解並應用反脆弱的邏輯，可以幫助我們更好地應對不確定性和風險，從而使我們的人生和事業更加穩健和持久。

愛情風險要控制，短暫快樂可能成隱憂

　　這個觀念運用在愛情上也是同樣的道理。例如，我們看

到感情運出現問題，就要及早把風險控制住。如果你已婚並且夫妻宮不好，那今天就不該再與異性曖昧，還說什麼「我們只是好朋友啦、純友誼」。老師我告訴大家，如果你的夫妻宮不好，這種所謂的純友誼可能會讓你陷入離婚的麻煩中。

愛情的快樂是有限的，熱戀期不可能永恆。人類的感情波動是自然的，一段熱戀期可能持續幾個月，但不可能持續一輩子。你為了短暫的快樂，卻將自己置於長期風險之下，是不值得的。特別是已婚甚至有小孩的人，一個錯誤的判斷就像注入毒藥，最後會一發不可收拾。

在做出決定時，可能只是為了一時的不開心，可能是一週或一個月，這樣有限的報酬，卻選擇無限風險，實際上是在搞砸自己的人生。面對人生困境時，首先要做的就是評估可能發生的事件。搞清楚問題的根源，和伴侶好好溝通，找出矛盾所在，並討論解決或緩解的方法，讓風險回到可控範圍，這才是最關鍵的。

在健康方面也是如此。當我們看到命盤上出現健康負面

的跡象時，可能會擔心：「完了，我是不是會罹患重病？」並陷入不安焦慮中。但關鍵還是要看能不能控制風險。當你知道自己可能會患心血管疾病時，還是每天暴飲暴食，那麼你確實會面臨嚴重後果。

相信我，享受一頓豐盛大餐帶來的快樂是有限的；而當你的心臟或身體出現嚴重問題時，這種風險才是無限的。一旦心臟病爆發或中風，風險就變得無法控制，而且一旦罹患重病，隨之而來的下一個風險可能性更大，這就是反脆弱的邏輯。

面相分析：

大耳垂與高山根，反脆弱的面相特徵

最後來談面相。什麼樣的人比較容易反脆弱？我們會發現，富貴之人特別具有反脆弱的特徵。以下是一些常見的面

相特徵。

耳垂大

耳垂大的人往往不易感到勞碌和焦慮，並且具有耐性，不會做出無謂的決策。

頭髮細軟

頭髮很軟的人不容易衝動，會先想清楚再行動。

眉眼很開

眉眼很高，這樣的人容易冷靜，面對事情時會仔細思考。他們不會為了一時的快樂而犧牲長遠的幸福。

其他面相特徵

再來，無論是眼睛小、下巴方圓或是山根高，這些面相特徵都在說明這樣的人比較有耐性且自信。他們能夠面對挑戰與誘惑，具備反脆弱的能力。

　　因此，未來當你看到命盤上顯示運勢不佳或遭遇阻礙時，不必過度擔憂。關鍵在於深入分析，找出問題的根源。如果是財務方面的困難，我們應該從當前的財務計劃和潛在風險著手，考慮家庭財務、伴侶和子女的情況，逐一分析。如果是健康方面的問題，則應儘早進行健康檢查，尋求中西醫的建議，找出潛在問題並開始積極保健，改善身體狀況。

　　同樣地，若是愛情方面的問題，應與伴侶共同探討雙方的情況、存在的矛盾及潛在風險。通過良好溝通，澄清問題，這些都是風險管理的一部分。一旦你進行了風險管理，當突發事件發生時，你至少能掌握損失的程度。這裡所指的損失是實際的金錢或物質損失，而非心理上的壓力或情感上的困擾。

　　更重要的是，每次做選擇時，養成將風險納入考量的習慣，同時也要考慮報酬。理想情況下，選擇的報酬應是無限的，而風險是有限的。當機遇來臨時，就如同「風口來的時候，豬也會飛」；同樣，在逆境中也有類似的說法：「倒霉時，喝水都能嗆到」。

　　因此，我要告訴大家，一定要以反脆弱的態度面對生活中的各種情況。無論是逆境還是機遇，都要以堅韌的心態迎接，這也是我們道家祖師爺所說「上善若水」的狀態。

[第 8 章]

阻擋行善

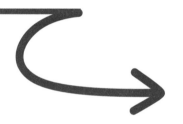

在生活中，我們時常心懷善意，但真正要實踐善行時卻常感到困難。你是否也感到難以邁出那一步，無法將自己引導到行善的道路上呢？其實，阻礙你行善的原因是有跡可循的。相信大家閱讀到這一章，已經收穫良多。我們瞭解到，自我效能是一個不可或缺的元素，而善行對生命的啟迪具有深遠的助益。這源於你對社會的關懷，以及面對問題時的自信心。

更重要的是，當心境平靜時，你的工作效率會更高，生活發展和表現也會更加順利。綜合以上，我們得出一條人生指引，那就是持續行善、保持清靜，建立良好的自我效能，並在相信運氣的同時進行自我反省，不斷改進自己，使人生變得更美好。

然而，這一切的前提是你必須邁出關鍵的第一步。如果你仍然無法邁出那一步，原因可能就在我們接下來要探討的關鍵因素中。我們將引用國外的實驗案例，幫助大家深入瞭解。

親社會性的實驗：

時間壓力降低行善意願，忙碌讓你冷漠

　　這是一項非常有趣的實驗，探討「一個人的時間感是否影響其行善意願和實際行善的比率」以及其影響的程度。科學家們在研究中找來了一群神學院的學生，將他們分為三組：一組時間極其緊迫，另一組時間尚可，第三組則毫不趕時間。接著，科學家們安排了一位演員，在這三組人朝著目的地前進的過程中，扮演受害者突然倒下，擋住他們的路，以測試這些學生會做出何種決定。

　　當有人突然倒下擋住你的前行路線時，大多數人會選擇打電話叫救護車，或尋求周圍人的幫助，看看是否有醫生或其他能提供幫助的人在場。然而，研究發現：

- 在時間極其緊迫的情況下，只有 10％的人會停下來伸出援手，換句話說，10 個人中只有 1 個人會行動。

- 在時間稍緊但不非常緊迫的情況下，有 45％的人會停下來幫助，也就是說 100 個人中有 45 人會伸出援手。
- 而在完全沒有時間壓力但有明確目的地的情況下，有 63％的人會停下來幫助，相當於 100 個人中有 63 人會行動。

這樣的數字比例更清晰地展示了時間緊迫程度對行善行為的影響。

我們先不討論為何最終並非 100％的人會伸出援手。從這裡我們可以理解，時間的緊迫會影響我們的行為。隨著時間的緊迫程度增加，你覺得自己要來不及時，會降低幫助他人的可能性。這就像是在高速公路上開車，當你趕時間時，很可能會忽視路邊需要幫助的人。正如前面所述，任何善行都是構成親社會性的表現，而有效的親社會性可以幫助你在人生中更順利及成功地前進。然而，時間緊迫感會削弱你獲得親社會性機會的可能性。

這一實驗告訴我們，當一個人帶著急迫感邁向目標時，往往會忽視眼前的困難，直接朝著目標前進。而時間越緊迫，這種現象就越顯著。當時間極度緊迫時，你可能完全無法關注到周圍需要幫助的人。現今社會正是如此，人們變得越來越忙碌，隨時隨地每個人都像在趕時間一樣。在開車時，許多人因急迫感會一直按喇叭，彷彿一定要趕快到達某個地方。在這種心態和狀態下，你很難展現同理心。

儘管你可能無心，也並非自私的人，但由於持續的焦慮和緊迫感，你容易落入無情或冷漠的角色。你對同理心的投入越來越少，越難實踐善行；而缺乏善行的實踐又會讓你與社會愈加疏遠，形成惡性循環。於此同時，你將承受越來越多的壓力，工作變得更加辛苦，付出的代價也越來越高。由於無法獲得團隊的支持，你不得不獨自承擔，難以合作。這樣的忙碌使你更難與社會接軌，形成惡性循環，這正是我們常說的「窮忙族」現象的核心，或者所謂的「瞎忙」。

善行效應：

內心平靜如何改變人生，善行的力量超越時間的限制

　　所以究竟為什麼你無法成功，或是你也和許多人一樣疑惑地問：「老師，我已經很努力了，但我還是這麼苦？」就如同我們前面說過的，努力不一定是關鍵，而是思考的過程。這讓我們回到了保持內心平靜的本質，內心的平靜意味著無論面對何種挑戰，都能如同泰山崩於前而不驚於色。簡而言之，你必須衡量當前的狀態，因為只有在內心平靜的情況下，才能做出真正重要的決定。

　　回到我們先前提到的例子，設想一下，當你急著趕時間，突然發現有人在你面前跌倒或昏倒。這時，你面臨一個選擇：是跨過他繼續前行，還是停下來伸出援手？

　　在這種情況下，應該選擇先救助這個人，而不是為了趕時間而忽視他的困境。因為你的遲到，可能會因為這一善行

而得到寬容，甚至對你的人生或工作產生深遠的影響。這才是重要的事，也是我們常提到的「陰德和功德」的概念。

當你對這個世界表現出善良的行為，所產生的正面影響將是深遠的。雖然你眼前可能會因為這一善行而耽誤了一些時間，但你所得到的回報將更加豐厚。善行不僅能夠提升你的道德價值，也能夠在人際關係中創造更多的理解和支持。

當我們建構一個親社會性的正向循環，就如同前面各章節所提到的，能夠使你的人生變得越來越幸福。今天遲到這件事來說，遲到是一時的錯誤，但如果後續因為你的救人行為而讚賞你，不計較遲到這件事，那麼這是一個正向的團體，值得你加入。相反，如果他們對你產生指責，這可能是一個負向循環的團體，你就要深刻地意識到你所處的環境。

我們瞭解，一個具備內在平靜感的人，通常慾望的能量也會較弱。就如同《清靜經》所說：「常能遣其欲，而心自靜。」這意味著能夠將你的慾望引導到適當的方向上。我們所強調的不是忍耐，也不是抑制，而是管理。當你能夠面對並控制自己的慾望時，你就能更容易地讓內心平靜下來。

時間填滿，心靈卻空虛，
留點空間，才能真正自在

　　這裡所說的「慾望」往往是我們忙碌生活的核心。你有沒有發現，有些人渴望將時間填滿，尤其在現代人身上這狀況更為明顯。他們會讓每日行程表塞得緊湊，從 A 到 B 的行程中，每分每秒都不能忍受無聊。他們一旦閒下來，就會產生時間上的焦慮。他們認為，如果這一分鐘沒有在學習、聊天、聽音樂或觀看影片，人生就浪費了這 30 分鐘。但是這種心態，反而是我們陷入忙碌陷阱的關鍵。

　　當你每個行程排得滿滿的，一旦有任何延誤，接下來的行程也會被推遲。而忙碌中易出錯，一旦出錯就會延誤，最終形成負面的循環。這正是現代人生的寫照。我們渴望每件事都順利進行，將生活安排得井井有條，但這往往成為壓力推向極限的最後一根稻草。

　　當你無時無刻都處於極度緊繃的狀態時，你的忙碌感也會隨之上升。而當你極度忙碌且關注著背後的代價時，你要付出的，恐將遠比你想像的巨大得多。每一個空閒時間都變

得難以喘息，同時也很難去實踐善行。你的人生似乎被眼前的慾望和事務所充斥，這正是創業過程中我們常提到的大忌——過度安排和焦慮。

在創業過程中，過度安排和焦慮會讓人陷入忙碌的陷阱，無法有效管理時間和精力，最終導致失敗。因此，我們必須學會留出時間空間，保持內在平靜，這樣才能在需要時伸出援手實踐善行，並在生活中找到更多的平衡和幸福。

如果你對創業相關書籍有研究，就會知道創業成功的關鍵，「專注」是其中一個極其重要的因素。為什麼「專注」如此重要呢？因為人的理智和心力是有極限的。即使在面對挑戰時，解決問題的能力也是有限的。「專注」可以確保事情按照你的想法進行，不至於一再拖慢其他事項。因此，在我們的生活中，我們必須讓自己保持一種開放的狀態和內在的平靜。這樣，在面對突發事件或需要幫助的人時，我們才能夠伸出援手，增強我們的社會連結性。

這就是我們常說的行善積德。其實，親社會性的表現，只有當你心中充滿慈悲之心時，才能發揮其作用。否則，在

我們目前瘋狂忙碌且匆忙的狀況下，每個人都容易陷入自顧自的局面，因為你自己已經忙得無暇顧及其他人。對於你來說，每個目標的達成都極其重要，這種完美主義的心態會使你陷入困境。只要你覺得「如果不完美，人生就會崩潰」，你就會陷入無法關心他人、無法幫助他人的狀態。

　　我自己有個習慣，每次與人約定一個時間點，假設這件事需要半小時，我通常會留一個小時的時間給這件事。這是因為我無法確定對方是否準時完成，也許他會需要 45 分鐘才能完成。其次，如果他提前完成，那麼我就有更多的時間，面對後續的下一個事項。所以即便我正在前往下一個任務，遇到需要幫助的人或事情，我仍可以伸出援手，進一步展現我的親社會性，而不是陷入一個不斷急躁、憤怒、失敗、更急躁、更憤怒、更失敗的惡性循環中。

　　因此，我想與大家分享的是，你並不一定是不願意做善事，而是你在高度忙碌狀態時，確實很難分心去關心社會和世界。忙碌是我們現代人的通病，所以我們能做到的，就是盡量為自己留出時間和空間。我們尊重時間，同時也讓時間

尊重我們，這是非常重要的。這種態度讓我們能夠更自在度
過每一刻。

旁觀者效應：

人多反而少援手，責任分散讓每個人都等別人行動

　　1964 年，紐約發生了一宗引人注目的殺人案件。一位
28 歲名叫凱蒂‧吉諾維斯的女士在公寓外遇害身亡。兩週
後，《紐約時報》報導，當時有 38 名目擊者，但這些人沒
有一個上前救助她，也沒有人報警。這一案件引發了廣泛的
辯論，人們開始討論為什麼這些目擊者沒有伸出援手，以及
在什麼情況下人們會眼睜睜地看著他人遇害。

　　有兩位美國心理學家，約翰‧達里（John M. Darley）
和比布‧拉塔內（Bibb Latané），對這起案件的目擊者產生

了研究的興趣。他們試圖重現這起遇害案的情景，以研究為什麼人們沒有伸出援手。他們找來一名演員模擬遇害的場景，結果發現，當只有 1 個人在場時，這個人較有可能會伸出援手；然而，當場上有 6 個人時，願意伸出援手的比率下降到 62％。

這表明，當人數眾多時，我們願意協助的意願會下降，原因在於責任感的分散。我們可能會認為遇害者的命運並非完全由我們負責，或者是其他人沒有出手幫助，與我們無關。當我們身處人群時，責任感就會被分攤掉，錯誤地以為沒人出手幫助，應該就是不需要幫助的「多數無知」。

這個研究就是後來被稱為「旁觀者效應」，意思是在緊急情況下，有其他人在場時，出手幫助的機會會降低。這提醒我們，在面對困難和危急情況時，我們應該克服責任分散的心理，主動承擔責任，只有這樣才能真正幫助到需要幫助的人。

責任分散阻礙善行，慈悲心需自我出發

事實上，旁觀者的人數與援助行為的發生率呈現負相關。這個研究不僅涉及到善行的一部分，同時也探討了我們在執行行為時可能產生的心理反應。當我們認為責任透過階級或群體分配，就不再是我們的責任時，我們可能會更不願意去做某件事，甚至可能會做出令人髮指的事情，而不是選擇善行。這是因為責任被淡化了，被模糊了。

因此，在我們的生活中，當面對善事或遇到困難的人時，關鍵在於我們不能以依賴他人或認為這不是我們責任的心態來應對。我們不能總是期望別人去幫助，也不能覺得這與我們無關。我想告訴大家的是，我們必須將每件事都視為只有自己能夠幫助的機會來對待。只有抱持這種想法，我們才會有執行善行的意願，並且願意親自付諸行動。

如果我們認為總會有其他人去做，這種心態就會阻礙我們實踐善行。一旦你有這樣的想法：「反正責任不在我身上，其他人也在，我只是其中一分子，我又沒有什麼大不了的。」你就很容易忽視應該做的事情。因此，我們必須重新

意識到，在面對受害者或需要幫助的人時，我們是有能力幫助他們的人。從自我出發的慈悲心是非常重要的。我們不應該期望其他人明天就會幫助他們，而是我們自己的慈悲心必須來自內心。當我們從自我出發時，我們才能夠真正改善受害者的處境，並創造機會實踐善行。

　　每個人的成長軌跡不同，有些人關注貧困地區，有些人關心醫療病患，有些人關愛老年人，有些人照顧家庭。每個人都有自己的關懷重點，這是可以理解的。然而，重要的是，我們不應該因為責任的分散，而不願意伸出援手去實踐善行。因為一旦我們不願意伸出援手，情況可能會發展到最糟的狀況。

　　現在我們能夠理解，阻礙我們實踐善行的一大關鍵是「我們把責任分散了」。我們常常認為其他人會解決問題，因此不願意採取行動。要實現親社會性，我們必須從自己出發。無論善行大小，本質上都是一種責任的表現。「勿以善小而不為，勿以惡小而為之」，這句話提醒我們，不要因為覺得這是一件小事，認為一定會有很多人去做，就選擇不

做。同樣地，也不能因為責任被分攤給很多人，認為這個惡很小，就可以做。善就是善，惡就是惡，即使是微小的惡，它也是惡。

雖然我們都會犯錯，但我們必須意識到自己的行為是否構成了惡行。如果我們在某種情況下不得不做出這樣的事，就必須持有反省和改進的心態，努力讓社會變得更好。有些人會來問我：「我以前犯了一個很大的錯誤，對不起我的前男友或前女友，甚至是我的家人，我該怎麼彌補？」對此，我會認真地說，有些事已經過去，彌補是不可能的。我們唯一能做的，就是讓社會變得更好，積極地面對生活，做出更多的善行，使世界變得更美好。即使未來可能再也不會相遇，但因為世界變得更好，那些人的生活也會因此而變得更好，這也算是一種彌補。畢竟，我們每個人都生活在這個世界和社會中。

面相分析：

眉眼距離近顯急躁，顴骨塌陷易忽視他人

今天我們要談的是兩個阻礙你行善的關鍵因素。首先是你可能非常忙碌，因此沒有時間去行善；第二是你的責任可能過於分散，所以無法專注於善事。那麼，怎麼判斷這兩個情況是否存在呢？以下從面相角度來告訴大家。

眉眼距離近

在面相學中，眉毛和眼睛之間的距離被稱為「田宅宮」。當田宅宮的距離不足以容納手指一半的寬度時，代表這個距離過近，顯示你可能處於忙碌卻沒有成果的狀況。擁有這種面相特徵的人通常過於急躁，對於這樣的人，建議學會放慢腳步，放鬆心情。

山根太低

　　山根低的人可能因責任分散而不去執行善事，通常缺乏自信，認為許多事情應由別人解決。他們可能會懷疑自己的能力，甚至覺得自己無法解決問題。這種思維會形成惡性循環：缺乏自信導致不敢行動，不行動又進一步削弱自信。長期下來，不僅降低了親社會性，也難以獲得他人的幫助和支持。對於山根低的人，重要的是建立自信。要記住，每個人都有能力為世界貢獻一份力量，哪怕是小小的善舉。

顴骨太塌

　　顴骨太塌的人往往只關注自己的問題，而忽視他人的需求。這類人可能認為其他事情與自己無關，只想解決自身的問題。然而，隨著時間的推移，他們會發現越是不願意關心他人的事，就越難以達到親社會性，也越難獲得他人的支持和資源，使生活變得孤立而艱難。

　　希望大家首先能放寬心情，增強自信，主動關注世界上需要幫助的事情，相信自己一定能找到合適的方式做出貢獻。切勿因為責任過於分散而放棄行善的機會和念頭。

業力筆記

第四部

運氣與命運
的影響

[第 9 章]

松鼠的運氣

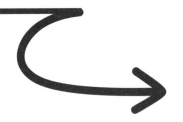

　　當我們仔細回想生活中，是否有這樣的朋友？他們的決定總是讓人感到匪夷所思，超越我們正常理解的範疇，然而他們卻每次都能莫名其妙地成功。我也和大家一樣，對此思考了很久。過去，我傾向於將這類人歸因於「祖上積德」，認為某些人因為福報足夠，所以能夠安然度過種種考驗。

　　這類人的成功究竟有何祕訣？難道真的是因為命運的眷顧？還是有其他我們未曾察覺的因素？或許，他們掌握了某些我們所不知道的策略，或者擁有某些特質，使他們在看似瘋狂的決定中，反而能夠脫穎而出。這些疑問促使我進一步探討，是否存在一種超越一般常識的成功法則，讓這些人能夠屢屢得勝，甚至成為眾人眼中的奇蹟。

運氣的真相：

成功源自謹慎計劃，不斷調整是關鍵

　　然而，有一天我讀到了一篇有趣的文章，這篇文章探討了松鼠的運氣是否真的那麼好 —— 每次牠們從樹枝間跳躍時，總能平安無事地落地，從未摔落。這引發了我對於那些人為何能夠逢凶化吉的深入思考。

　　這篇研究文章刊登在《科學》學術期刊上，探討了松鼠是如何在每次從彎曲的樹枝上跳下時，既能飛越超遠距離，又能迅速跑走以逃離危險。研究發現，松鼠擁有卓越的平衡感和靈活的四肢，使得牠們能夠精確控制跳躍的角度和力度，從而避免摔落。

　　這種彷彿挑戰極限的運動能力，如果能透過分析瞭解，是否能幫助搜救機器人的開發，提高搜救效率？假如我們能模仿松鼠的運動機制，設計出具備相似靈活性的機器人，那麼在災難救援中，這些機器人將能夠穿越崎嶇地形，迅速找

到被困的人員，大大提高救援成功率。

　　畢竟，松鼠每次成功的跳躍並不是單靠運氣。這說明，這些連續動作背後一定有某些原因，讓牠在移動行為與環境條件匹配後，能夠達成這樣的結果。美國加利福尼亞大學柏克萊分校的生物學家羅伯特・富爾（Robert Full）研究了動物的移動過程，以及牠們的身體和四肢如何協助牠們。在實驗中，他們首先準備了一顆花生，放置在一個便於觀察的環境中，吸引松鼠前來。觀察員細心地注視松鼠的行為，看牠會嘗試吃掉這顆花生，還是會判斷出潛在危險而選擇放棄。

向松鼠學習，將本能與智慧完美結合

　　過程中，他們發現當樹枝脆弱或表面滑溜時，松鼠會更加謹慎。然而，有趣的是，經過幾次嘗試，松鼠能適應脆弱或滑溜的環境。牠們會評估樹枝的彈性和跳躍距離，以決定最適合的起跳點。值得一提的是，即使松鼠做了精密的計算，跳躍過程也不可能完全如計劃。研究人員發現，如果計算有誤，爪子成為了至關重要的工具。透過爪子的穩固，即

使跳躍距離過短或方向偏差，松鼠仍能抓住樹枝，防止墜落。這種謹慎與應變能力相結合，展現了松鼠在做出決策時的高度警覺性。因此，即使面對不確定性，牠們也能靈活應對，保持安全。

除了起跳及利用爪子來補救之外，科學家們更加深入探究松鼠在著陸前的各種調整動作。他們發現，松鼠在空中飛行時，會靈活調整姿勢和降落方式，以應對不同的起跳速度和距離。例如，當松鼠跳得過遠時，牠可能會繞著樹枝向前翻滾，以減緩速度；相反，當跳得太近時，牠會迅速利用爪子抓住樹枝，然後擺盪回到安全位置。這種機動性和靈活性源於松鼠在空中做出的快速判斷和動作，而這一系列決策的關鍵來自於牠們的大腦。

科學家們發現，樹上生活的松鼠相比居住在洞穴中的動物，擁有更大的大腦。這是因為不斷的跳躍行為需要更優越的視覺和運動技能。英國愛丁堡大學的研究人員對不同種類的松鼠進行了頭顱骨掃描，發現松鼠的大腦相對大小隨著年齡的增長而增加。同時，松鼠的體重卻在急速下降，以更好

地適應樹上生存需求。松鼠大腦中與視覺和運動技能相關的區域也逐漸擴大，提升牠們的判斷能力。這些變化的發生，都是為了讓松鼠更好地適應環境，保持穩健的跳躍動作。

　　這些行為能力並不是松鼠一出生就會的。松鼠一生都在學習，每次跳躍都是積累經驗和環境認知的機會。因此，在成長過程中，松鼠學會如何測量和掌握與自身動作相關的關鍵因素。

　　整個動物界裡，並不只有松鼠擁有驚人的能力，各種動物都有自己的「超能力」。例如，螞蟻可以舉起超過自身體重 400 倍的物體，獨角仙同樣是大力士，還具有強大的戰鬥力。無論是速度、力量還是其他方面，我們都聽說過許多昆蟲和動物的驚人能力。而這些能力的本質，都是為了適應牠們所處的環境。

　　其實，人類也是一樣的。透過前面的研究，可以理解幾件事。首先，松鼠每次跳躍成功並非僅僅基於運氣，那些看似超越極限的狀態，其實都來自仔細的計畫和持續的思考，最後才完美著陸。所以當我們看到一個人成功達成任務時，

不只是看他的運氣，更多的是他在前期的計畫就十分完整。其次，松鼠不斷地調整方法，最終達成目標。這一點給了我很大的啟示，因為大多數人在做完決定後，就不再改變，甚至執著固執。然而，很有可能一開始我們的計畫就是錯的。正確的做法應該是什麼呢？我們做了一個決定後，在達到目標前，必須像松鼠一樣，不斷變換姿勢，也就是不斷調整方法、認知和想法，以確保前進方向的正確性。這正是松鼠的方法。

　　那些看似運氣極好、最終都無事的人，很可能也是如此：他們有一個完美計劃，並且不斷調整姿態，直到達成目標。還有一個關鍵，就是爪子。我們瞭解到，當松鼠跳得不夠遠時，牠可以用爪子抓住樹枝，彈回樹上，這就如同備案的概念。對我們來說，當發現與目標相去甚遠時，也必須有備案計劃，防止計畫失敗。這個備案就如同松鼠的爪子，讓我們在彈回正軌時找到支持。因此，不論做出任何決定或選擇任何方向，都必須具備備案的概念。當計劃出錯時，我們就能藉助備案達到次要目標，這一點至關重要。

面相分析：

耳高眉闊山根挺，富貴之相反應快

其實我們在面相中，可以看到一些富貴之人的特徵。第一個特徵是耳朵高聳。你可以觀察到，許多早年得志的人，他們的耳朵都是高於眉毛。根據古書的記載，這樣的面相表明他們的腎氣循環良好，腎氣迅速傳達到大腦，使得他們的反應速度很快。因此，這些人往往反應敏捷，能夠迅速調整。

這一點與松鼠在飛行中不斷調整姿態的情況相似。松鼠能夠安全降落，是因為在跳躍過程中，牠們靈活快速地調整姿勢，反應速度快，學習和理解也快。這讓牠們比一般人更容易早日成功。

第二個特徵與眉毛有關。再想想看，松鼠在剛開始跳躍時，會發現一些滑溜或脆弱的樹枝，這些情況需要牠們事先做好計劃。同樣地，人類的眉毛也與計劃能力有關。

你可能記得，我曾經在阿民節目中遇到過一位來賓劉萱，她的眉毛與眼睛之間非常開闊，中間可以放一到兩根手指。這種眉毛通常被認為是具有強大謀略能力的人的特徵。午馬老師也屬於這種類型。

因此，人們常認為有些人貴人運很好，或運氣不錯，其實是因為這些人在一開始就有完善的計劃。他們知道如何跨越困難，知道在中途需要哪些幫助，哪些樹枝或藤蔓能成為他們的助力，這些助力可能就是他們的「貴人」。

所以，當你的眉毛離眼睛很遠時，就代表你有高超的謀略和強大的事前計劃能力。

第三個特徵是山根高。光有快速反應和謀略是不夠的，還必須有行動力。即使大腦接收到訊息，身體也要能夠迅速反應。具有強大執行能力的人，通常在面相上有高聳的山根。山根高指的是鼻梁挺拔，比眉骨還高，這樣的人擁有強大的執行能力。

面相學中，印堂代表思維能力，山根則代表執行能力。就像松鼠在跳躍時，能馬上調整姿勢一樣，山根高的人也

能迅速做出反應，不會猶豫不決，更不會因猶豫而犯錯。他們的大腦和身體的協調能力非常出色，因此在需要迅速行動時，他們能夠快速做出正確的決定和行動，無需過多的思考。這種直覺能力和身體的靈活性結合在一起，使他們能夠迅速行動，應對各種情況。

如果你的耳朵高、眉毛高、山根也高，那麼恭喜你，你一定是富貴之人，能夠像松鼠一樣，每次都能完美地完成任務。這也意味著你學習快、理解快，並能迅速執行。

面相不佳有對策，計劃備案勝天才

但如果你說：「老師，我的耳朵低，眉毛和眼睛距離近，山根很塌怎麼辦？」首先，耳朵比較低的人不代表就比較笨，只是反應可能沒那麼快。因此，你需要在事前做好更多的計劃，確保不用臨時應變。備案計畫充足，就不會在每次應變時都來不及，因為這些都是可以事前準備的。只要事前準備充分，最好將可能發生的問題都列出來，就能及早避免遇到問題時反應不過來，這很重要。因此，耳朵低的人一

般來說偏計劃型，只是不屬於天才型。

第二個類型是眉毛和眼睛距離太近的人。這類人反應比較快，因為性格急躁，但缺乏謀略。以松鼠為例，如果牠沒有提前計算好，而強行跳躍，即使反應再快，中間差太多還是會掉下去。因此，我們建議眉毛和眼睛距離太近的人三思而後行，至少要有一個計劃。

我知道，對於性格急躁的人來說，制定計劃很難，因為他們做任何事情都討厭計劃，但切記至少要有一個計劃。或者你可以找到一個曾經做過的人，請他帶著你做，因為他可以幫助你避開可能遭遇的危險。這樣，你只需要在他的指引下，快速地把事情做好。

所以，找一個好的指導者或導師來帶領你完成任務，就可以省掉很多戰略和謀略的部分。

第三個類型是山根太低的人。山根太低的人一般來說執行力很低，想得多，做得少。他們總是想得比做得多。那怎麼辦呢？我的建議是「少就是好」。山根不夠高的人最怕想太多，因為他們可能同時有三、四、五、六個案子要做，或

者有三、四、五、六個決定要做，這會讓他們陷入選擇困難症。如果能減少選擇，永遠把選擇限制在兩到三個之間，甚至最好只有一個選擇，將目標單一化，就能夠更好地完成這件事。

因為他們的執行力已經很低了，如果事情再分散，每一件都會做不好。所以建議他們少做事，把少量的事情認真做，慢慢地把它做好。這樣就能把所有的心思和執行力都集中在一件事上，至少能把這件事完成，不會遭遇巨大的失敗。

好，讓我們再次回到一開始提出的問題：為什麼有些人的決定總是讓人感到匪夷所思，超越正常能理解的範疇，但最終總能夠成功達成任務？這些人真的只是單純運氣好嗎？從我們今天的研究來看，成功的背後，往往不只是運氣而已。

成功通常包含一開始就設定好的戰略，並且在過程中需要快速反應和調整能力。這樣才能在面臨困難時，化險為夷，安全達成目標。因此，我們每個人若想提升自己的運

氣，關鍵就在於掌握這些原則。

　　或許有一天，你能夠像松鼠一樣，在每一次的冒險中，都能安全地成功抵達目的，並享受到那顆美味的花生。如果你身邊有這樣的朋友，或許今天之後，你也能從他們身上得到全新的觀點和啟發。

業力筆記

[第 10 章]

賭博

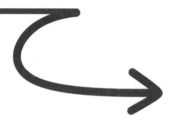

　　一個人的運氣好壞，或許會對他的人生產生明顯的影響，但是否相信「運氣」這件事，是否也會對他的人生產生差異呢？這是一個引人深思的問題。相信運氣的人與不相信運氣的人，誰的運氣會比較好？我們可以從不同角度來探討這個問題。

　　在籌備這本書的過程中，我閱讀了許多相關內容，其中有一個關於運氣的實驗，引發了我深入思考。根據這些實驗結果，沒有證據能證明相信運氣與否會直接影響抽籤的結果。無論一個人是否相信運氣，抽到好籤或壞籤的機率都是相同的。換句話說，運氣好與運氣不好，很大程度上是一種心理狀態的影響。

　　讓我們假設大家在參與一項專案，當專案成功時，不論是運氣好還是壞的人，都會因為成功而感受到正向的回饋。同樣地，當專案失敗時，所有人都會面臨負面回饋。這是人類的基本心理反應。然而，在一項實驗中，研究者發現相信運氣與不相信運氣的人，在某些情境下會有截然不同的行為，特別是在賭博的時候。

賭博：

相信運氣的人敢冒險

　　一個相信自己運氣好的人，通常在賭博時會更加大膽。他會認為自己有更多機會獲得那些機率較小的獎項，也更願意冒險。因為他相信自己會贏，所以更樂意參與賭博。他經常在每一次的機會中取得勝利，因此更有信心也更願意去嘗試。當他運氣好的時候，更會放大勝利的感受，認為：「天啊！我今天的運氣真是太好了！」他會將每一次的勝利視為運氣好的展現，而不會深究其背後的機率。

　　反觀，一個相信自己運氣不好的人，反而不容易對賭博成癮，或是遭遇到賭博陷阱等問題，這兩種截然不同心態的人，在行為上也有所不同。

　　我們可以理解，對於風險較高的事情，相信運氣好的人會傾向於參與，而認為自己運氣不好的人則相反。這種現象非常有趣，意味著在我們生活中，如果需要找到一群人來支

持一個看似不太可能或非常艱難的事情，你最好找那些相信
自己運氣好的人。他們的經驗和內在心理傾向會驅使他們參
與這種類型的高度冒險性事情。

運氣信念與自我效能：

信運氣的人信心波動大，不信運氣的人更穩定

再來看另一種對比，相信運氣的人和不相信運氣的人，
他們的行為和思考方式有什麼差異。首先，研究發現，相信
運氣的人在每次賭博贏了之後，會更加相信自己下一把也會
贏，因為他們認為自己的運氣很好。不相信運氣的人則不會
這樣想，他們會認為今天贏了只是機率問題，每一把都是重
新開始。

無論你是否相信運氣，理論上做對一件事時所獲得的正
面回饋，和做錯一件事時獲得的負面回饋，這一點是差不

多的。然而，在賭博時，正面和負面回饋的影響會被大幅放大。相信運氣的人，一旦成功就會大幅增加信心，失敗時則會大幅減少信心；而不相信運氣的人面對成功或失敗的影響相對較小。

相信運氣的人在失敗時，可能會歸咎於自己今天運氣不好，因此受到影響；但不相信運氣的人，會將失敗歸因於機率因素，不會歸咎於自己的運氣。在這種情況下，我們可以再次思考前面討論的「自我效能」。一個人的自我效能越強，通常在面對各種情況時就會更有信心、更勇於冒險、更勇於探索，甚至會認為自己做事成功的機率更高，這種信念本身就增加了他們遇到好事的機率。

相反，自我效能較低的人，因為缺乏信心，容易膽怯，抵抗挫折的能力也相對較差，久而久之就降低了他們的運氣。這項實驗觀察到，在賭博情境下，相信運氣好的人自我效能的增幅和減幅都非常大；而不相信運氣的人，增幅和減幅相對較小。這讓我開始思考，是否可以找到一種方法，讓我們的自我效能一直保持在較高的狀態呢？

提升自我效能的心態策略：

感恩成功歸運氣，失敗自省促進成長

　　這個做法應該是，當我們取得成功時，我們應該將這個成功歸因於運氣。這是因為，如果我們將成功歸給運氣，「我們的自我效能會增加得更多」。而當我們失敗時，我們應該將失敗歸咎於自己，而不是運氣，認為失敗是因為「我們的努力不夠、準備不足，或是機率計算有誤」才導致失敗。但成功時，我們一定要感謝「老天、父母，以及運氣」讓我們獲得這個好處。

　　這聽起來是不是很熟悉？你可能會發現，這種想法在許多宗教、成功人士的分享，甚至是成功學中都有提到相似的內容。就像儒家思想中的「吾日三省吾身」，強調自省，反思自己，而不是將錯誤歸咎於運氣。此外，我們常常聽到感恩、謝天，這就是將生活中的好運、成功歸功於老天，這種心態有助於提升我們的自我效能。

　　所以你可以想像，今天我成功了一件事，自我效能增加了 2；而今天我失敗時，自我效能只減少 1。假設成功和失敗的機率各半，長期來看，情況會有所不同。因為每次成功我增加 2，失敗只減少 1，久而久之，我的自我效能會越來越強，我就能更好地應對失敗，並且更有勇氣迎接挑戰。這樣，我的人生自然會變得更加幸運。

　　如果情況反過來，每次成功時，我都認為是因為我聰明；而每當失敗時，我就歸咎於運氣不好，並認為下一次一定會成功，那就是一種危險的現象。特別是在賭場中，這種想法尤其危險。因為你會認為自己足夠聰明，可以在賭博中贏得勝利。當你失敗時，你會認為是運氣不好，相信自己下一把一定能贏回損失。這樣的心態最容易導致失敗、崩潰，甚至背負一大筆債務。

　　這樣的人往往沒有設定停損點，永遠覺得自己可以贏回全部，但往往是一步錯、步步錯，最後再也無法回頭，陷入無法挽回的局面。

　　當我們將這件事放到人生中來看，也是如此。你會發

現，有些人無論怎麼告訴他們都沒有用，他們總是在搞砸自己。每當問及他為什麼事情會變成這樣、為什麼又做錯了，他總是回答：「因為運氣不好。」

事實上，當這種人在遇到成功或做對的時候，他會覺得是自己非常聰明，這樣的自我認知會使他無法正視自己的缺點和錯誤，更難取得進步。因為他們只要遇到失敗，就歸咎於運氣不好，無法自省的心態同時也會降低自我效能。

每當他覺得自己成功時，信心會增加 1。但若遇到失敗，因為相信是運氣不好，反而覺得自己倒楣，每次倒楣就減少 2。久而久之，信心會越來越低。即使他有聰明才智可以將事情做對，仍會覺得自己很衰，一定會失敗，造成自我越來越封閉。

這種心態的現象正好呼應一個寄信的運氣實驗。實驗中指出，相信自己運氣好的人，較有可能利用「六度分隔理論」，將信件成功交給一個遠在他方的陌生人。然而，如果一個人覺得自己很倒楣，他基本上在開始時就放棄了，認為自己不可能做到。因此，他們永遠達成不了目標，無法朝向

自己的夢想邁進。

創業家的成功心法：

感恩運氣不驕傲，失敗自省勇敢前行

　　這讓我深有感觸，因為我身邊有許多創業家，他們的心態基本上都是這樣的。當他們成功時，很難明確說出成功的規律，最終他們會告訴你，運氣確實占據了相當大的比例。這是因為在生活中，聰明的人通常都很聰明，努力的人也都很努力，但為什麼贏的是這個人？為什麼成功的是那個人？最終，關鍵很大一部分在於運氣，這也是他們將成功歸因於運氣的原因。

　　然而，是否所有成功都歸因於運氣呢？不完全是，努力也在其中占有重要比例。但當這些創業家面對失敗時，他們會全力以赴地解決問題，因為他們知道，失敗可能導致公司

倒閉。因此，他們每天都在思考會計、行銷、業務、人事等各種問題和煩惱，力求不斷進步。

他們會積極參加各種課程，學習新知識，加入各種組織，這樣才能在失敗時找到解決困境的方法。這種不斷追求進步和解決問題的心態，正是他們能夠在逆境中重新站起來的關鍵。

其實這就是我要強調的：維持良好的心態非常重要。成功時歸因於運氣，失敗時則檢討自己，這樣的心態能讓你不斷進步，並提升自我效能。是否相信運氣並不是關鍵，關鍵在於對運氣持有一種樂觀的態度，相信運氣會帶來好運。

當面對失敗時，要理性分析失敗的原因，而不是一味歸咎於運氣不好。這種心態能讓你在成功時感恩，在失敗時學習，從而持續成長，迎接更多的挑戰和機會。

然而，如果你想說：「老師，這真的很難，因為我真的是很衰、很倒楣的人！」那麼我會建議你，進入第二階段——不再相信運氣。放棄運氣這個觀念，至少你的自我效能會保持平衡，不會因為覺得自己倒楣而變得更差。這比你認

為自己非常倒楣、導致自我效能下降要好得多。

這次分享這個實驗，主要是希望讓大家明白，要讓人生的自我效能提升，並且吸引好運，必須先建立正確的心態。這樣的心態能讓你的人生更加順利，無論是親情、愛情、事業，甚至財運，我相信都會有明顯的改善。

如果你或你身邊的朋友正在經歷低潮，或總是覺得自己很倒楣，可以將這個概念分享給他。一直覺得自己很倒楣並不是一條出路，只有覺得自己不再倒楣、開始相信自己有好運，才能真正走出困境。

業力筆記

[第 11 章]

幸運物

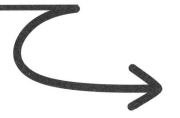

　　每到新的一年，就會有朋友問我：「老師，那些開運小物真的有用嗎？」或者說，買了那麼多幸運小物，戴在手上真的會幸運嗎？其實，站在玄學的角度來看，我認為應該是有用的。

　　如果你平時有在看 NBA，可以回想一下那些 NBA 球員中，有些人會習慣在罰球前舔手指，或者做一些特定的動作，這些都是他們的幸運動作，確保自己在比賽中能夠獲得好成績。不管是幸運動作、幸運小物，還是幸運手勢，大家真正想知道的其實只有一個問題：「它們真的有用嗎？」

幸運物效果：

信心提升靠記憶，場景模擬助成功

　　我先以科學的角度來說明，為什麼幸運物對人有用。我們每天會接收到各種訊息，並產生新的經驗，這些資訊進入

大腦皮質區及海馬迴。短期記憶由海馬迴控制，經過時間的整理和強烈記憶形成後，這些記憶會被送回大腦皮質的前額葉區，成為長期記憶。海馬迴旁邊有一個主要負責空間記憶與情境記憶的區域，稱為海馬旁迴（Parahippocampal Place Area，簡稱 PPA）。這個海馬旁迴與我們接下來討論的幸運物有密切的關聯。

在 1970 年代，記憶專家鄧肯・格登（Duncan Godden）與艾倫・巴德利（Alan Baddeley）進行了一項有趣的實驗。他們邀請了一群潛水愛好者，在他們潛到水下 6 公尺深處時，給他們一組單字記住。隔天，這群人被分為兩組，一組留在岸上，另一組再次潛入水中。結果顯示，再次潛入水中的人比留在岸上的人更容易記住這組單字，記憶差異達到35％。

容易記住的關鍵在於「情境依賴」。海馬旁迴的神經元具有高度可塑性，對學習和記憶提取過程至關重要。當人們在記憶事物時，往往會將周圍環境、場景、氣味、感覺和心情結合在一起。就像在某個特定的咖啡廳裡讀了一本書，當

你再次踏入這家咖啡廳時，那本書的內容會自然而然地浮現於腦海中。因此，當潛水者在水下學習單字時，周圍的深潛環境有助於他們的記憶。潛水讓他們重新體驗這些情境，這也解釋了為什麼潛水者比留在岸上的人更容易記住單字。

其他還有更多國外科學家提出的證明例子，讓我們更清楚「情境依賴」的概念。現在模擬一個交流場合，設想我們正置身於一個派對中，大家喝得不亦樂乎，交換名片。這種商務場合，你一定聽過，甚至親身經歷過吧。隔天醒來時，你看著手上的一堆名片，卻記不得交換對象是誰，這種狀況恐怕讓人有些無所適從吧。

那麼，要怎麼樣才能更容易地回想起這些名片，究竟誰是 Jack，誰是 Andy，誰是 Tiffany，誰是 Norah 呢？

答案很簡單，就是：再次喝個爛醉吧！因為昨天你是在充滿酒意的狀態下進行名片交換的，所以要想起當時的情景，你需要回到當時的場景和狀態。一旦回到，這段記憶就會被重新喚醒。

模擬場景喚醒記憶，練習助你登峰造極

所以，當我們有時候在生活中想不起當初發生的事情時，模擬當時的場景，確實是一個有效的方法來喚醒記憶。這不僅可以用來喚醒記憶，也可以幫助你回到某種情緒狀態或工作狀態。

例如，當你需要全力以赴做一件事時，你必須讓自己進入緊繃的狀態。你不可能一邊享受按摩，一邊思考著要戰鬥、要全力以赴，這種情況應該不太可能。那麼，如何讓自己進入正確的狀態呢？可以通過模擬場景來進行記憶訓練。我在各地演講時，常被問到如何克服緊張，這個道理是一樣的。要在臺上表現得從容，答案就在於大量的練習和場景模擬。

準備演講前，我會找一個與即將演講場地相似的地方，站在那裡，設想自己正在進行演講，底下坐著幾十個人，然後開始演練我的演講。通過這種方式，當我真正上臺時，我就知道該做什麼。這種場景練習可以大大降低上臺時的緊張程度，確保我能夠保持最佳表現。

　　這讓我意識到，我們的幸運物邏輯也是這樣產生的。你發現了嗎？假設我們在讀書時手上戴了一個「讀書手環」，每當戴上這個手環時，我們就開始讀書。參加考試時，通常考試場地是陌生的，你可能從未去過那裡，也未體驗過那個場景。不過，只要你戴上這個手環，你就會記起當初讀書的情況，喚起記憶中的內容、答案或單字，這就是它的作用。

　　所以，幸運物可能有效的部分在於記憶。我們將每次成功的經驗記憶在某個物件或場景上，這樣我們的身體和大腦就能迅速回憶起那種狀態，自然而然地提升我們的信心和能量。

主場優勢：

肌肉記憶為成功助力，信心更勝一籌

　　如果你有看球賽，一定聽過「主場優勢」這四個字。那

什麼是主場優勢呢？主場優勢是指比賽在自己的城市舉行，觀眾會為你歡呼，加上場地也是你熟悉的地方，讓你感覺更有自信。不過，我認為真正的關鍵不只是觀眾的歡呼和場地的熟悉，而是你每次練習時的環境。

在熟悉的環境、光線和場地裡投籃，你的肌肉會記住這些。你會記得在這個位置、這個角度，要怎麼跳起來和出手投籃。這樣的肌肉記憶肯定比客場球員更強。客場球員對這些環境、光線和壓力不夠熟悉，這會影響他們的表現，但擁有主場優勢的球員就能充分利用這個優勢。

同樣的道理，如果一個學生在自己班上考試，考試的地點也在他熟悉的學校，熟悉的課桌椅和外部氣氛與平常練習模擬考試時的情境非常相似，那麼他在考試時就能發揮得更好。

這也解釋了為什麼有些人每次打麻將贏錢時都穿著紅色內褲。只要穿上紅色內褲，他就感覺自己處於熟悉的狀態，開始變得敏感，覺得今天會贏錢，信心和勇氣就會湧上心頭，他也就更敢於冒險，更加自信。

　　在前面的幾個篇章中，我們討論了自我效能和多巴胺等概念，這些概念也可以與幸運物連結，形成一個正向循環。自我效能指的是一個人對自己信心的影響，以及如何重建自信、面對挫折並重新站起來。如果幸運物長期伴隨著你，每次使用它們時都取得好結果，這些好結果自然會增強你的自信心。這些幸運物實際上就是一種信念和正向記憶的象徵。

　　從科學的角度來看，當我們求一個護身符或招財物品時，得到它們後，我們的信心會增加，從而做出更好的決定，進而獲得良好的結果。如此一來，手中的幸運物、護身符或開運物就會產生正能量。這種正能量會成為一個記憶點，每次你拿到它時，你會感覺自己能夠成功。你的肌肉和情緒狀態會被喚醒，意識到自己正在做出正確的決定，進入正確的狀態，從而再次取得成功。

　　這樣的循環會形成一個良性循環，幫助你變得越來越正向，擁有更正面的心態。每當你拿到這個物品時，你會知道自己將會成功，自己將會變得更好，這樣它就成為了一種幸運的象徵。

不幸的連鎖反應：

負面記憶深植心中，改變環境打破宿命

　　從科學的角度來理解，幸運物是有效的。它們伴隨著人類大腦的記憶，形成了一種使你幸運的方式。那麼，反過來思考，有幸運物是否也有不幸物呢？我在介紹風水時，經常有學生問我：「老師，我現在居住的地方風水不好，應該搬家嗎？」或是「我這個打扮會不會讓我倒楣？」等類似的問題。

　　不幸物與幸運物非常類似。試想一下，如果我們居住在一個讓人感到不順利的環境中，我們自然會感受到巨大的壓力。這種現象就如同俄羅斯生理學家伊凡・巴夫洛夫（Ivan Pavlov）在「古典制約」實驗中所發現的一樣。在研究狗的消化系統時，他發現狗從最初食物放入口中開始流口水，到後來只要看到食物盤子或聽到人的腳步聲，就會自動開始流口水。巴夫洛夫進一步設計了一個實驗：每次餵食狗

時，他都伴隨著響鈴聲。隨著時間推移，即便只有鈴聲而沒有食物，狗也會開始流口水。巴夫洛夫將鈴聲稱為「制約刺激」，而狗對制約刺激所做出的反應則被稱為「制約反應」。

　　同樣的道理，一旦你感受到威脅，你就會開始感到壓力。因此，不幸物的效果類似於這種條件反射。如果你看到一個不吉利的兆頭，比如看到一隻黑貓或烏鴉飛過，你可能會覺得今天會不太順利。或者當你去了比較陰暗的地方後回來，你會開始有一些負面情緒的假設。

　　基於這種負面的假設，如果你又發生了不幸的事情，而這個不幸的事情可能伴隨著某個物品，比如說你戴了一個手環，結果就開始倒霉了。當你經歷這些不幸後，這個物品就成為了一個記憶點，因為你的大腦記住了當你戴上這個手環時的感覺，你就會感到虛弱、不舒服、不好的狀態。這樣一來，你的不幸感會加深，對這個手環的感受也變得不好，形成惡性循環。

刻板印象難以避免，環境記憶影響判斷

是否只要將手環取下，就能打破這個記憶聯繫，讓你在面對某個情況時不再那麼敏感呢？生活中，我們常會覺得某些事情不值得那麼生氣或小題大做。我們不能就事論事嗎？事實上，要做到這點非常困難。為什麼呢？因為每件事都與人有關，而人有過去，你對他的刻板印象以及你對他過去的評價，構成了現在的印象。一個人很難客觀地評價另一個人，除非你與他完全不熟悉。即使完全不熟悉，你對他也很容易產生主觀印象。

讓我們來做個假設實驗：「一對父子在駕車時發生了嚴重的車禍，父親當場身亡，兒子則被緊急送往醫院。外科醫生看到這個孩子後，驚訝地說：我不能動這場手術，因為他是我兒子。」大多數人聽到這裡，會直覺認為那位醫生是男性，對吧？這並不是說大家缺乏性別平等意識或持有刻板印象，而是因為我們在日常生活、場景和電影影集中，已經習慣了這樣的角色設定。

這個故事聽起來似乎有些不合理，因為父親在車禍中已

經去世，那麼這位醫生又怎麼可能是孩子的父親呢？事實上，這裡忽略了另一種可能性——這位醫生其實是男孩的母親。你可能直觀地感覺到故事中有矛盾，但腦海中還是會因為刻板印象而產生錯誤的推論。這正代表了我們在看待人和事時，往往會受到環境、記憶和情境的影響，而難以做到完全客觀。

所以，如果我們處在一個不幸的場景或環境，或者與某人溝通時感到不幸，當下就會感到焦慮和緊張。日後一旦情景重現，你的肌肉就會緊繃，你的大腦會警示這是負面的回憶，你將要重現和經歷負面的情境，你要麼逃走，要麼準備對抗，在這種狀態下很難保持平靜。因此，如果你感到非常不幸，就要記得把那些與不幸相關的物品收起來，或是遠離你的視線範圍。

清理心情轉動手環，混合場景提升幸運

當你面臨困境或情緒低落時，如果你每天重複相同的情境，你就會陷入惡性循環。當前的場景讓你情緒低落，而你

又記住了這些場景，每次重複，你就會更加沮喪。因此，打掃家裡、整理物品或出國旅行放鬆心情，都是針對記憶的方式來改善情緒。

既然我們知道記憶會影響情緒和表現，那麼在生活中如何利用這些記憶讓自己變得更加幸運呢？關鍵在於「混合不同的場景」。例如，當你每次遇到好事時，就戴上幸運手環，並在下次好事發生時轉動手環一次。這樣，你會記住每次幸運的時刻都伴隨著轉動手環的動作，而且這必須在不同的場景中進行。

假設你每次只有在讀書考試時轉動手環，而在打籃球時不轉，那麼幸運手環就無法幫助你在打籃球時表現得更好。因為你的記憶及對成功的感受，都是在讀書時建立的。因此，你必須在不同情境中轉動手環。例如，在讀書時轉動手環，打籃球投進時也轉動手環。沒投進時，不要轉手環，你甚至可以做一個從來不做的行為，這樣這個行為不做時，負面回饋就不會來。

不要在籃球沒投進時發出「哎呀」的聲音，因為下次沒

投進時你會再次發出「哎呀」，這樣負面反應就會互相循環。因此，你要在做對的事情時，給自己一個正向的獎勵，轉一下手環。例如，如果今天約會成功了，與對方相談甚歡，那就轉一下手環，這樣可以加強幸運動作對生活各方面的影響。

　　下一次當你面臨一個想要幸運的場景時，例如考試或打籃球，轉一下手環，讓自己相信今天會是美好的一天。這種狀態會增強你的信心，讓你的大腦和整體狀態更好，幫助你在關鍵時刻發揮出與平時練習相同的表現，展現出你做好萬全準備的狀態。

味覺嗅覺運用：

香氛聯繫成功記憶，味道激發正向情緒

　　除了幸運物品，我們還可以利用嗅覺和味覺來增強正向

情緒和記憶。例如，可以使用香氛來慶祝每次成功，讓特定的味道成為成功的記憶點。每當專案或工作成功，點一款你喜歡的香氛，讓這個味道與成功聯繫在一起，讓你在聞到這個香氛時回到開心的狀態。

同樣的邏輯也可以應用在飲食上。例如，我們常說吃豬腳麵線可以帶來好運，這是玄學說法。如果從科學角度來看，每次取得成功時，吃一碗麵線，成功的感覺會與這種食物聯繫在一起，形成激勵的記憶，成為正向的獎勵。

透過這樣的方式，我們可以為生活創造出更多快樂的場景。利用周遭的物品、味道、嗅覺，甚至是環境和視覺元素，當你低潮時，可以透過這些外在的東西讓自己回到最佳狀態。只要轉動手環、穿上特定的衣服、吃到或聞到特定的味道，你就會覺得自己又可以重新站起來，提高幸運感，幫助你更好地面對挫折，提升表現，從而帶來更多幸運。

最後，我想補充一點。我們前面談到的這些記憶方面的事情，可以透過有意識或刻意去執行。同樣地，有些事情如果不希望影響自己的表現，就應該避免去做。例如，如果你

熬夜讀書導致精神不濟，最好不要把這種狀態記下來，因為正常考試時狀態不會這樣。或者在讀書或練習時，不要使用一些提神或特殊的物品，像是邊喝酒或邊喝提神飲料，除非在正式考試時你也能喝這些東西，否則這會導致當下場景難以重現，記憶難以整合。

　　因此，盡可能確保你在練習的環境和實際應用中的環境和條件完全一樣，包括飲食等細節。這樣你就能保持高水準的表現。

[第 12 章]

社會性梳毛

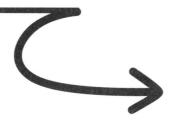

大家應該記得，幾年前有一本非常紅的暢銷書，談論「被討厭的勇氣」。你是否也曾擔心過自己被人討厭呢？你有想過，為什麼我們會害怕被人討厭嗎？過去我在幫人算命時，經常被問到「交友宮好不好」、「如何改善人際關係」、「交友運勢如何」等人際問題。紫微斗數中也有交友宮，也就是古時候的僕役宮，這背後的含義相當深奧。我們就來探討一下關於交友和被討厭的這些事。開始談交友之前，先來聊聊人類的社會群體是怎麼演進的。

社會群體演化：

大腦隨合作進化，語言促進團結

我看過一個相當有趣的理論，它探討為什麼人類的大腦相對於其他動物更大，並且隨著演化不斷擴大。這個理論指出，大腦越大的動物，往往具有更強的社會性和連結性。這

些動物會與同類產生更多聯繫，需求也會隨時間增加。研究發現，這可能是因為人類的社會群體發展非常強大。

簡單來說，當人類獨自生活時，需要打獵，如果遭遇動物攻擊等危險，很可能會致命。因此，生存得依賴個人的力量和戰鬥能力。隨著時間推進，人類開始形成社會團結，雖然個體能力較弱，但組成社會性聚落時，力量就變得強大。幾十個人的團體力量，能夠對抗像長毛象這樣的大型獸類，並取得勝利。在這種情況下，人類的需求從個體力量轉向社會團結。因此，人類的大腦不斷進化，以適應這種社會性環境，並透過智能進步來促進集體團結和合作。

這一演化過程，使人類的大腦機制變得獨特而有趣。舉例來說，我們可以觀察到猴子的行為。我很喜歡猴子，覺得牠們很可愛。牠們會互相幫忙抓蟲子、理毛，這樣的互助行為，不僅讓雙方的大腦得到正向回饋，感受到快樂，更有助於維持牠們的社會性平衡。互相梳毛，培養並維護彼此的情感，促進友愛關係的形成。因此，猴子的大腦演化出這樣的功能，這也符合團結力量大的概念，讓牠們能夠共同抵抗其

他物種的侵襲。

　　隨著人類的演進，我們知道在尼安德塔人轉變為智人的過程中，語言的發展起到了關鍵作用。尼安德塔人缺乏良好的語言能力，而智人則具備這樣的能力。因此，人類得以發展出許多抽象概念，例如法律、貨幣和信仰。這些都是抽象的概念，但我們能夠遵循和信仰它們。

　　即使我們可能從未見過佛陀、玉皇大帝或耶穌，但我們依然會相信祂們的存在，並且共同朝著這些信仰前進。這一切的關鍵就在於語言能力的進步，因為語言使我們能夠溝通、傳遞思想，並形成共同的信念和目標。

理毛式社交：

真誠讚美強化連結，語言交流促進快樂

　　隨著時代的進步，語言能力的發展成為我們「理毛」的

新方式。原始人時期，朋友之間可能會互相幫忙梳理頭髮來表達關心，但現今這樣做會顯得很奇怪，對吧？取而代之的是，我們會用語言來表達關心和讚美，例如：「我覺得你今天穿的衣服很好看」、「你笑起來真好看」、「你剛剛幫忙做的事情很棒」。

這些語言上的表達方式，正是因為語言的發展，使得我們的「理毛」方式從肢體動作轉變為語言交流。這種言語上的交流不僅能傳達關愛，還能強化社會連結，讓我們在社會和群體中更好地融入。

因此，當我們讚美他人時，我們也會感到快樂。這就像動物之間互相理毛一樣，不僅被理的人感到舒服，理毛的人也同樣感到快樂。所以，當我們給予讚美和正面的言語時，我們就像在幫助他人理毛一樣。這就是為什麼我們常說「要存好心，要說好話」。

那你可能會問，如果我們不是真誠地讚美他人，這樣不是很虛偽嗎？

剛剛提到，在理毛的過程中，大腦會得到正向的回饋，

感受到快樂。如果你在理毛時抱持著煩躁的心情，覺得「又要幫你理毛了」，相信我，你的大腦就不會得到多少獎勵，也不會感到快樂，因為你帶著負面情緒。

同樣地，當你讚美別人時，如果你內心感到不耐煩或厭惡，但又不得不讚美對方，你的大腦報償系統也不會有正向回饋，自然也得不到獎勵，更不會感到快樂。因此，在讚美別人的時候，保持真誠是必要的。

那要如何做到呢？其實我研究了很多方法後，發現讚美對方的穿著打扮是最直接有效的做法。因為大多數情況下，讚美一個人的五官有些困難，專注盯著對方的臉看，會讓對方感到尷尬。在日常生活中，我們很少需要一直盯著別人看。我剛學習面相時，有時候會不自覺地盯著別人看，甚至在捷運上也會一直看。但這樣久了，別人會覺得很奇怪，所以我建議大家改掉這個行為。

既然一直盯著別人的臉會被認為是奇怪的行為，我們可以觀察對方的服裝、髮型、鞋子甚至耳環等。這樣比起盯著臉看要自然得多，透過這些細節，還可能找到你也喜歡的部

分，從而真誠地讚美對方。例如：「我覺得你的耳環很漂亮」、「你的鞋子很特別」、「你的衣服很好看」。

透過這樣的正面語言交流，可以實現社會性的「理毛」效果，雙方的大腦都能得到正向回饋，增強群體的凝聚力和連結性，更能抵禦外部壓力。

鏡像神經實驗：

他人喜悅我同感，共享善意與快樂

接下來，老師我要分享一個有趣的實驗。這是由一位腦神經科學家賈科莫・里佐拉蒂（Giacomo Rizzolatti）在 1990 年代進行的研究。他在研究猴子的腦神經皮質時發現，當一隻猴子看到其他猴子拿到花生米或玩具時，即使牠自己沒有碰到這些物品，其大腦中的神經細胞仍會活躍起來，就像自己也得到了這些獎勵一樣。這使他們發現了大腦中存在「鏡

像神經元」（mirror neuron）。

在人類的大腦中，也有鏡像神經元的區域。當我們看到他人的動作或行為時，我們的大腦會產生相同的反應。鏡像神經元對我們的模仿學習和同理心都非常重要，因為它們讓我們能夠感受到他人的情緒。但並不是所有動物都有這種能力。我們的同理心正是由大腦中的鏡像區域產生的。

當我們看到他人感到快樂時，我們也會感到快樂。就像剛才提到的理毛過程和讚美別人時，對方感到開心，他們的大腦會得到回報。而他們的感激和喜悅情緒也會反映在我們的大腦中，這是因為我們的鏡像神經元會對這些情緒作出反應。同樣的，如果我們傷害一個人，或者讓他聞到很噁心或吃到很噁心的東西，我們自己也會感覺不舒服，對吧？

這正是因為我們的大腦具有鏡像反射的能力，當我們對他人表現出積極的行為，讓他們感受到正面情緒時，我們自己也會感受到正面的回饋。我們的大腦也會有相應的反應。所以，為什麼我們應該對這個世界表現出善良和慈悲？原因就在這裡：善待他人不僅對他們有益，也對我們自己有益。

被關注時行善行惡有別，面對人臉更慷慨友善

回到社會性的部分，腦神經科學家的研究發現了一個有趣的現象。為了維護自己在社會中的地位，我們的大腦會傾向於採取符合社會期望的行為，尤其是在受到他人注視時。也就是說，如果有很多人在看著我，我就不太可能去做壞事，反而更傾向於做好事。這是因為我們的大腦希望我們的行為能得到社會的正面認可，而不是負面評價。

關鍵是，我們的大腦渴望受到社會的關注。有些人在被忽視時，會為了引起他人的注意而刻意做出一些不良行為，因為被冷落、不受注視對他們來說是最痛苦的事情。當一個人受到關注時，他的行為也會有所不同。研究指出，在受到關注的情況下，人們更可能選擇做好事，而不是做壞事，因為我們渴望得到社會的正面回饋。

有趣的是，科學研究發現，人類的大腦並沒有像現代社會那樣迅速進化，因此對於關注的需求不一定需要來自真實的人。研究人員發現，當人們看到一個看起來像人臉的物體時，即便它不是真正的人，他們在捐款時仍會更慷慨。在捐

款時，看到類似人臉的形象會自然地促使人們更慷慨、更友善。

因此，我們可以得出一個結論：如果你希望他人對你更加友善，最好的方式就是引起他們的關注。包括在傳訊息時，可以使用更多表情符號，這可能會產生相同的效果。發送一個微笑的表情符號，讓人感受到友善的關心，也會讓他們變得更加友善。

所以，我們現在可以理解，為什麼在社交互動中，我們傾向於採取積極友善的行為？這其實是我們大腦報償系統在起作用，它會影響我們的行為。回到一開始的問題，為什麼我們害怕被人討厭？因為我們知道，正向的社交互動會帶來正向的回報。

大腦報償：

認同釋放腦內快樂素，排斥觸發痛覺反應

　　同樣的邏輯也適用於社交能力和經驗。研究發現，年輕時如果受到排斥或忽視，會對大腦和個人發展造成傷害，這突顯了社交關係對大腦發展和健康的重要性。更有趣的是，研究發現大腦對身體疼痛和社交排斥會產生類似的反應，這表示社交排斥會對我們造成極大的影響。雖然心理和生理上的疼痛帶來的影響不同，但它們都能帶來相當程度的痛苦。

　　我們常常說「只是講你幾句而已，又沒有打你」，其實言語暴力帶來的疼痛與身體上的疼痛幾乎一樣嚴重。

　　就像言語的「理毛」一樣，隨著人類社會的發展，言語已成為一種強有力的武器。當我們使用言語暴力傷害他人時，實際上就是在用這種武器傷害他們。最近我深感「好好說話」的重要性。你仔細想想，我們經常聽到人們說：「我是刀子嘴豆腐心」、「我就是個性比較直」、「我只說真

話」。但當你用這些話傷害他人時，其實就像拿著武器刺他一樣，這絕對不是一句「刀子嘴豆腐心」可以帶過去的。

　　相反，如果你能以善意的方式溝通，讓對方感到舒適，同時表達你的想法，這才是建立緊密社群的正確方向。這樣的溝通方式才能使我們的社群更堅固、更有抵抗力。然而，如果每次溝通都是負面的，他們的痛苦也會反映在你的大腦裡，你也不會快樂。

　　另一個重要的觀點是，如果你的社群凝聚力很低，就容易崩解，無法抵禦外敵。我們絕對不能隨意用言語攻擊他人。這樣的行為等同於直接用手打在他們臉上，或用真正的武器去傷害他們一樣。這是非常嚴重的事，對你想達成的目的和想要發展的方向，其實一點幫助都沒有。

大腦愛認同，心理恐慌來源於群體排斥

　　根據研究顯示，在社會群體中獲得認同時，大腦得到的報償會更多。當一個人被視為好夥伴、好朋友時，他的大腦會充滿愉悅，這種認同感能大幅提高他的自我認同。相反

地，如果他在社群中被排斥，他的大腦會受損，心理和情感上的疼痛與身體疼痛一樣劇烈。因此，他的整體狀態會變得不佳，大腦也會受到影響。

這就是為什麼我們常常擔心在群體中被人討厭。這是因為我們的大腦在演化過程中，告訴我們團結合作是必要的。如果我們無法獲得群體的認同，就會開始擔心和害怕。這種恐懼會導致情緒上的痛苦，即使我們不是真的面臨死亡威脅，但大腦的反應就像我們面臨被美洲豹或長毛象吃掉一樣的恐懼威脅。

因此，為什麼人會害怕被討厭，其實是大腦在控制著我們，讓我們不理性地面對人際關係和狀態，進而產生心理上的恐慌。但是，老師我想要告訴大家，如果你現在正處在不好的群體或關係中，我建議你盡快斷捨離，轉換到一個更適合你的群體，因為獲得認同對你的大腦健康是有幫助的。

出名的心理挑戰：尋找美好與痛苦平衡

接下來我們將探討另一個議題：出名對大腦和社會認同

是否有好處。從「出名」的角度來看，確實有好處。當一個人出名時，大家會喜歡他、支持他，這能帶來快樂。一旦這個人非常出名，他會與許多陌生人產生聯繫，從小社群變成大社群。在大社群中，會有許多人讚美他，同時也會有許多人不喜歡他，甚至攻擊他，這就是名人要面對的平衡點。

如果這個人心智不夠成熟，不知道如何處理龐大的社交關係，或者無法控制自己，當他遭受言語攻擊時，會感受到像真正攻擊一樣的疼痛。這也是「網路暴力」和「網路霸凌」會帶來極大痛苦的原因。有些人經歷網路暴力後，甚至會產生輕生的念頭，因為他們無法有效管理自己的社會關係，無法控制大腦分辨哪些人是重要的，哪些人是不該在意的。由於無法控制大腦，他們每天起床面對輿論攻擊，就像每天起床承受 100 拳的攻擊，非常痛苦。

即使有 100 個人擁抱你，但如果有 1 個人打你 100 拳，你還是會因為被打 100 拳而感到痛苦受傷。這些負面的資訊和網路暴力，為什麼能直接擊垮一個人，核心原因就在這裡。特別是對年輕人來說，他們的社交能力和社群認同感不

像年紀較大的人那麼穩固。我們這樣的人可能已經知道什麼樣的人是朋友，什麼樣的環境能帶來認同感。我們可以堅守自己的角落，即使有其他人給我們 100 拳，我們可以忽略或不在意，因為我們不認為這是我們所屬的社群的一部分。

但對年輕人來說，這些就相對困難。因為年輕時，他們的社交能力和社群認同感還在建立階段，這在童星身上特別明顯。當一個年輕人突然置身於龐大的社會群體中，他會感到更加困惑。一開始可能因為名聲感到快樂，但這種快樂很快就會消退，最後剩下的就是每天起床被 100 拳毆打的痛苦。

那麼，再次回到剛才討論的主題：「為什麼人會害怕被討厭」。除了前面討論的原因，最關鍵的還是大腦的狀態和變化。千萬不要覺得自己脆弱，也不要責怪自己為什麼會這樣想，或擔心自己會不會完蛋。你必須明白，這些都是大腦在控制你的反應和心理狀態。

因此，你應該向朋友尋求幫助，理性地面對未來，遮蔽一些資訊，甚至遠離一些不必要的社交圈、社交群體。記得

你現在生活在進步的社會，不是過著原始生活，一定能找到
安身之地。

紫微斗數宮位：

交友宮關乎成就，連結強則事業成

　　接下來我們來談談算命部分，因為紫微斗數中也有與這
個實驗相關的角度。根據紫微斗數的理論，兄弟宮和交友宮
代表著你的成就。通常，人們在談論紫微斗數時，常提到官
祿宮代表事業，財帛宮代表財富，田宅宮代表財產。然而，
很少有人深入研究交友宮這個位置，甚至會把它放在次要位
置。

　　然而，事實告訴我們，交友宮和兄弟宮代表著你的成就
發展。老師我自己研究時發現，在命盤中，交友宮受到良好
影響的人，通常在事業成就上更為強大。有時，儘管官祿宮

的位置優越，但未必比交友宮表現更出色。交友宮在古代稱為僕役宮，當交友宮位置良好時，他們的事業往往更加成功，整體狀態更好。

為什麼會這樣呢？因為他們在社會連結和社群認同方面特別突出。他們能迅速獲得許多人的認同，善於與他人相處。他們知道誰值得關注，誰不值得理會，並且能夠培養強大的心理素質，不會因為某些人不喜歡他們而崩潰。他們清楚自己是誰，知道該與誰交朋友，並且知道如何讓這些朋友幫助自己。

因此，交友宮是否重要其實取決於個人情況。如果你的交友宮不佳，你需要意識到，你得建立屬於自己的小型社群。而如果你的交友宮很好，那恭喜你，你將能擁有一個龐大的社交圈，並能在其中得心應手，這對你的工作將帶來巨大的幫助。

面相分析：

下巴寬厚領袖相，屁股下巴桃花旺

除了紫微斗數，我們也可以從面相角度看出一個人的交友能力。特別是下巴的形狀，可以透露一個人的社交能力。

下巴寬厚

如果你的下巴屬於寬厚類型，恭喜你！這表示你的「僕役宮」很強，意味著你擁有更多的朋友。這不僅讓你在當下擁有豐富的人脈資源，更重要的是，它為你的晚年生活提供了美好的保障。我們都知道，人類本質上是社交性的動物，我們的生存和發展依賴於社會連結和群體活動。因此，擁有寬厚下巴的人，也就是僕役宮強的人，往往能在晚年享受更美好的生活。

下巴寬厚的人通常具有強大的包容能力，同時，他們也擅長領導，就像是一個天然的指揮中心，能自然而然地組織

和調度團隊。這也解釋了為什麼許多網紅和領袖都擁有寬厚有力的下巴。他們的大腦結構似乎天生具備領導能力，讓人自然而然地願意追隨。國外的研究也證實了這一點，有力的下巴往往能激發他人的服從意願，就像是一個無聲的命令。

屁股下巴

說到下巴，我們不能忽視所謂的「屁股下巴」。這種下巴形狀因其獨特的外觀而得名，下巴中間有一個明顯的凹陷，就像是小巧可愛的屁股。屁股下巴被視為極具魅力的特徵，總能吸引眾人的目光。

下巴寬厚的人，尤其是擁有屁股下巴的人，給人親和力強、容易親近的感覺，能迅速拉近人與人之間的距離。從面相學的角度來看，屁股下巴被認為是桃花運旺盛的象徵。擁有這種下巴的人通常在感情方面較為順利，容易吸引異性的注意。

然而，屁股下巴的魅力不僅限於感情方面。在社交和事業上，這種下巴形狀也能帶來不少優勢。它讓人顯得更有親

和力，更容易與他人建立良好的關係。在商務談判或團隊合作中，這種親和力往往能起到潤滑劑的作用，使整個過程更加順利。

社交影響力：

笑容展現樂觀，友善言行帶來快樂

如果你天生下巴較窄，或交友宮不好，也不用太擔心。首先，我們可以學習包容他人，找到適合自己的社交模式。其次，我們可以找到適合自己社交模式的社會群體。此外，就像是幫對方梳毛理毛一樣，用友善的語言讚美他人，多做好事來影響他人，這樣不僅能讓別人開心，自己也會感到快樂。

最後也別忘記，我們與他人之間的影響是相互的。如果你經常保持笑容，展現開朗的態度，周圍的人也會受到感

染，願意靠近你，因為他們感受到你的愉悅，這也會讓你的
大腦產生積極的反應。

　　成為一個樂觀開朗、笑口常開的人，從面相上來看，嘴
角上揚、法令紋較開的人通常比較樂觀，朋友也更多，因為
常保笑容。而相反地，如果嘴角往下，法令紋比較窄，朋友
就會比較少，性格也相對孤僻。

　　最後，重新思考你和朋友之間的關係，是否願意勇敢接
受被討厭，還是應該要做些什麼來改善你的人際關係，相信
你心中也會有所答案。

業力筆記

[附錄一]
《太上老君說常清靜經》

《太上老君說常清靜經》正文

老君曰：

大道無形。生育天地。大道無情。運行日月。大道無名。長養萬物。吾不知其名。強名曰道。

夫道者。有清有濁。有動有靜。天清地濁。天動地靜。男清女濁。男動女靜。降本流末。而生萬物。清者濁之源。動者靜之基。人能常清靜。天地悉皆歸。

夫人神好清。而心擾之。人心好靜。而慾牽之。常能遣其慾。而心自靜。澄其心。而神自清。自然六慾不生。三毒

消滅。所以不能者。為心未澄。慾未遣也。能遣之者。內觀其心。心無其心。外觀其形。形無其形。遠觀其物。物無其物。三者既悟。惟見於空。

觀空亦空。空無所空。所空既無。無無亦無。無無既無。湛然常寂。寂無所寂。慾豈能生。慾既不生。即是真靜。真常應物。真常得性。常應常靜。常清靜矣。

如此清靜。漸入真道。既入真道。名為得道。雖名得道。實無所得。為化眾生。名為得道。能悟之者。可傳聖道。

老君曰：

上士無爭。下士好爭。上德不德。下德執德。執著之者。不名道德。眾生所以不得真道者。為有妄心。既有妄心。即驚其神。既驚其神。即著萬物。既著萬物。即生貪求。既生貪求。即是煩惱。煩惱妄想。憂苦身心。便遭濁辱。流浪生死。常沉苦海。永失真道。

真常之道。悟者自得。得悟道者。常清靜矣。

[附錄二]

《般若波羅蜜多心經》

開經偈

　　無上甚深微妙法，百千萬劫難遭遇；

　　我今見聞得受持，願解如來真實義。

《般若波羅蜜多心經》正文

　　觀自在菩薩，行深般若波羅蜜多時，照見五蘊皆空，度一切苦厄。

　　舍利子，色不異空，空不異色，色即是空，空即是色。

受、想、行、識，亦復如是。

舍利子，是諸法空相，不生不滅，不垢不淨，不增不滅。

是故空中無色，無受、想、行、識，無眼、耳、鼻、舌、身、意，無色、聲、香、味、觸、法。

無眼界，乃至無意識界，無無明，亦無無明盡，乃至無老死，亦無老死盡。

無苦集滅道，無智亦無得，以無所得故，菩提薩埵，

依般若波羅蜜多故，心無罣礙，無罣礙故，無有恐怖，遠離顛倒夢想，究竟涅槃。

三世諸佛，依般若波羅蜜多故，得阿耨多羅三藐三菩提。

故知般若波羅蜜多，是大神咒，是大明咒，是無上咒，是無等等咒，能除一切苦，真實不虛。

故說般若波羅蜜多咒，即說咒曰：揭諦揭諦，波羅揭諦，波羅僧揭諦，菩提薩婆訶。

[附錄三]

《金剛般若波羅蜜經》

譯者：鳩摩羅什

開經偈

無上甚深微妙法，百千萬劫難遭遇；

我今見聞得受持，願解如來真實義。

《金剛般若波羅蜜經》正文

法會因由分第一「說法聚會，由此起因」

如是我聞。一時，佛在舍衛國祇樹給孤獨園，與大比丘眾千二百五十人俱。爾時，世尊食時，著衣持鉢，入舍衛

大城乞食。於其城中，次第乞已，還至本處。飯食訖，收衣缽，洗足已，敷座而坐。

善現啟請分第二「善現長老，啟請佛訓」

　　時，長老須菩提，在大眾中，即從座起，偏袒右肩，右膝著地，合掌恭敬。而白佛言：「希有世尊！如來善護念諸菩薩，善付囑諸菩薩。世尊！善男子、善女人，發阿耨多羅三藐三菩提心，云何應住？云何降伏其心？」

　　佛言：「善哉，善哉。須菩提！如汝所說：如來善護念諸菩薩，善付囑諸菩薩。汝今諦聽，當為汝說：善男子、善女人，發阿耨多羅三藐三菩提心，應如是住，如是降伏其心。」

　　「唯然，世尊！願樂欲聞。」

大乘正宗分第三「最大之乘，最正之宗」

　　佛告須菩提：「諸菩薩摩訶薩，應如是降伏其心：所有一切眾生之類，若卵生、若胎生、若濕生、若化生；若有

色、若無色；若有想、若無想、若非有想非無想，我皆令入無餘涅槃而滅度之。如是滅度無量無數無邊眾生，實無眾生得滅度者。何以故？須菩提！若菩薩有我相、人相、眾生相、壽者相，即非菩薩。」

妙行無住分第四「奧妙之行，本無住著」

「復次，須菩提！菩薩於法，應無所住，行於布施。所謂不住色布施，不住聲、香、味、觸、法布施。須菩提！菩薩應如是布施，不住於相。何以故？若菩薩不住相布施。其福德不可思量。」

「須菩提！於意云何？東方虛空，可思量不？」

「不也，世尊！」

「須菩提！南、西、北方，四維上下虛空，可思量不？」

「不也，世尊！」

「須菩提！菩薩無住相布施，福德亦復如是不可思量。須菩提！菩薩但應如所教住。」

如理實見分第五「自如之理，乃見真實」

「須菩提。於意云何？可以身相見如來不？」

「不也，世尊，不可以身相得見如來。何以故？如來所說身相，即非身相。」

佛告須菩提：「凡所有相，皆是虛妄。若見諸相非相，即見如來。」

正信希有分第六「生正信心，最為希有」

須菩提白佛言：「世尊！頗有眾生，得聞如是言說章句，生實信不？」

佛告須菩提：「莫作是說。如來滅後，後五百歲，有持戒修福者，於此章句能生信心，以此為實，當知是人不於一佛、二佛、三四五佛而種善根，已於無量千萬佛所種諸善根，聞是章句，乃至一念生淨信者，須菩提！如來悉知悉見，是諸眾生得如是無量福德。何以故？是諸眾生無復我相、人相、眾生相、壽者相。」

「無法相，亦無非法相。何以故？是諸眾生若心取相，

則為著我、人、眾生、壽者。」

「若取法相，即著我、人、眾生、壽者。何以故？若取
非法相，即著我、人、眾生、壽者。是故不應取法，不應取
非法。以是義故，如來常說：汝等比丘，知我說法，如筏喻
者，法尚應捨，何況非法。」

無得無說分第七「空則無得，寂則無說」

「須菩提！於意云何？如來得阿耨多羅三藐三菩提耶？
如來有所說法耶？」

須菩提言：「如我解佛所說義，無有定法，名『阿耨多
羅三藐三菩提』，亦無有定法，如來可說。何以故？如來所
說法。皆不可取、不可說；非法，非非法。所以者何？一切
賢聖，皆以無為法而有差別。」

依法出生分第八「諸佛之法，依此生出」

「須菩提！於意云何？若人滿三千大千世界七寶以用布
施，是人所得福德，寧為多不？」

須菩提言：「甚多，世尊！何以故？是福德即非福德性，是故如來說福德多。」

「若復有人，於此經中受持，乃至四句偈等，為他人說，其福勝彼。何以故？須菩提！一切諸佛，及諸佛阿耨多羅三藐三菩提法，皆從此經出。須菩提！所謂佛法者，即非佛法，是名佛法。」

一相無相分第九「只此一相，本來無形」

「須菩提！於意云何？須陀洹能作是念：『我得須陀洹果』不？」

須菩提言：「不也，世尊！何以故？須陀洹名為入流，而無所入；不入色、聲、香、味、觸、法，是名須陀洹。」

「須菩提！於意云何？斯陀含能作是念：『我得斯陀含果』不？」

須菩提言：「不也，世尊！何以故？斯陀含名一往來，而實無往來，是名斯陀含。」

「須菩提！於意云何？阿那含能作是念：『我得阿那含

果』不？」

須菩提言：「不也，世尊！何以故？阿那含名為不來，而實無不來，是故名阿那含。」

「須菩提！於意云何？阿羅漢能作是念：『我得阿羅漢道』不？」

須菩提言：「不也，世尊！何以故？實無有法名阿羅漢。世尊！若阿羅漢作是念：『我得阿羅漢道』即為著我、人、眾生、壽者。世尊！佛說我得無諍三昧，人中最為第一，是第一離欲阿羅漢。世尊！我不作是念：『我是離欲阿羅漢。』世尊！我若作是念：『我得阿羅漢道。』世尊則不說須菩提是樂阿蘭那行者。以須菩提實無所行，而名須菩提，是樂阿蘭那行。」

莊嚴淨土分第十「成就莊嚴，淨明心地」

佛告須菩提：「於意云何？如來昔在燃燈佛所，於法有所得不？」

「不也，世尊！如來在燃燈佛所，於法實無所得。」

「須菩提！於意云何？菩薩莊嚴佛土不？」

「不也，世尊！何以故？莊嚴佛土者，即非莊嚴，是名莊嚴。」

「是故，須菩提！諸菩薩摩訶薩，應如是生清淨心，不應住色生心，不應住聲、香、味、觸、法生心，應無所住而生其心。」

「須菩提！譬如有人，身如須彌山王，於意云何？是身為大不？」

須菩提言：「甚大，世尊！何以故？佛說非身，是名大身。」

無為福勝分第十一「修無為福，勝於布施」

「須菩提！如恆河中所有沙數，如是沙等恆河，於意云何？是諸恆河沙，寧為多不？」

須菩提言：「甚多，世尊！但諸恆河，尚多無數，何況其沙。」

「須菩提！我今實言告汝：若有善男子、善女人，以七

寶滿爾所恆河沙數三千大千世界，以用布施，得福多不？」

　　須菩提言：「甚多，世尊！」

　　佛告須菩提：「若善男子、善女人，於此經中，乃至受持四句偈等，為他人說，而此福德，勝前福德。」

尊重正教分第十二「受持正教，天人尊重」

　　「復次，須菩提！隨說是經，乃至四句偈等，當知此處，一切世間，天、人、阿修羅，皆應供養，如佛塔廟。何況有人，盡能受持讀誦。須菩提！當知是人成就最上第一希有之法，若是經典所在之處，即為有佛，若尊重弟子。」

如法受持分第十三「當如此法，承受奉持」

　　爾時，須菩提白佛言：「世尊！當何名此經？我等云何奉持？」

　　佛告須菩提：「是經名為金剛般若波羅蜜，以是名字，汝當奉持。所以者何？須菩提！佛說般若波羅蜜，即非般若波羅蜜。是名般若波羅蜜。須菩提！於意云何？如來有所說

法不？」

　　須菩提白佛言：「世尊！如來無所說。」

　　「須菩提！於意云何？三千大千世界所有微塵，是為多不？」

　　須菩提言：「甚多，世尊！」

　　「須菩提！諸微塵，如來說非微塵，是名微塵。如來說：世界，非世界，是名世界。須菩提！於意云何？可以三十二相見如來不？」

　　「不也，世尊！不可以三十二相得見如來。何以故？如來說：三十二相，即是非相，是名三十二相。」

　　「須菩提！若有善男子、善女人，以恆河沙等身命布施；若復有人，於此經中，乃至受持四句偈等，為他人說，其福甚多！」

離相寂滅分第十四「離諸形相，自得寂滅」

　　爾時，須菩提聞說是經，深解義趣，涕淚悲泣，而白佛言：「希有世尊！佛說如是甚深經典，我從昔來所得慧眼，

未曾得聞如是之經。世尊！若復有人，得聞是經，信心清淨，則生實相，當知是人，成就第一希有功德。世尊！是實相者，則是非相，是故如來說名實相。世尊！我今得聞如是經典，信解受持，不足為難；若當來世，後五百歲，其有眾生，得聞是經，信解受持，是人則為第一希有。何以故？此人無我相、無人相、無眾生相、無壽者相。所以者何？我相，即是非相；人相、眾生相、壽者相，即是非相。何以故？離一切諸相，則名諸佛。」

　　佛告須菩提：「如是，如是！若復有人，得聞是經，不驚、不怖、不畏，當知是人，甚為希有。何以故？須菩提！如來說：第一波羅蜜，即非第一波羅蜜，是名第一波羅蜜。須菩提！忍辱波羅蜜，如來說非忍辱波羅蜜。是名忍辱波羅蜜。何以故？須菩提！如我昔為歌利王割截身體，我於爾時，無我相、無人相、無眾生相、無壽者相。何以故？我於往昔，節節支解時，若有我相、人相、眾生相、壽者相，應生瞋恨。須菩提！又念過去，於五百世，作忍辱仙人，於爾所世，無我相、無人相、無眾生相、無壽者相。是故須菩

提！菩薩應離一切相，發阿耨多羅三藐三菩提心。不應住色生心，不應住聲、香、味、觸、法生心，應生無所住心。若心有住，則為非住。」

「是故佛說：菩薩心不應住色布施。須菩提！菩薩為利益一切眾生故，應如是布施。如來說：一切諸相，即是非相。又說：一切眾生，即非眾生。須菩提！如來是真語者、實語者、如語者、不誑語者、不異語者。」

「須菩提！如來所得法，此法無實無虛。須菩提！若菩薩心住於法而行布施，如人入闇，則無所見；若菩薩心不住法而行布施，如人有目，日光明照，見種種色。」

「須菩提！當來之世，若有善男子、善女人，能於此經，受持讀誦，則為如來，以佛智慧，悉知是人，悉見是人，皆得成就無量無邊功德。」

持經功德分第十五「受持此經，功德無量」

「須菩提！若有善男子、善女人，初日分以恆河沙等身布施，中日分復以恆河沙等身布施，後日分亦以恆河沙等身

布施，如是無量百千萬億劫，以身布施；若復有人，聞此經典，信心不逆，其福勝彼，何況書寫、受持、讀誦、為人解說。」

「須菩提！以要言之，是經有不可思議、不可稱量、無邊功德。如來為發大乘者說，為發最上乘者說。若有人能受持讀誦，廣為人說，如來悉知是人，悉見是人，皆得成就不可量、不可稱、無有邊、不可思議功德。」

「如是人等，則為荷擔如來阿耨多羅三藐三菩提。何以故？須菩提！若樂小法者，著我見、人見、眾生見、壽者見，則於此經不能聽受、讀誦，為人解說。」

「須菩提！在在處處，若有此經，一切世間，天、人、阿修羅，所應供養；當知此處，則為是塔，皆應恭敬，作禮圍遶，以諸華香而散其處。」

能淨業障分第十六「若能清淨，業障盡消」

「復次，須菩提！善男子、善女人，受持讀誦此經，若為人輕賤，是人先世罪業，應墮惡道，以今世人輕賤故，先

世罪業則為消滅，當得阿耨多羅三藐三菩提。」

「須菩提！我念過去無量阿僧祇劫，於燃燈佛前，得值八百四千萬億那由他諸佛，悉皆供養承事，無空過者；若復有人，於後末世，能受持讀誦此經，所得功德，於我所供養諸佛功德，百分不及一，千萬億分、乃至算數譬喻所不能及。」

「須菩提！若善男子，善女人，於後末世，有受持讀誦此經，所得功德，我若具說者，或有人聞，心則狂亂，狐疑不信。須菩提！當知是經義不可思議，果報亦不可思議！」

究竟無我分第十七「成佛究竟，本無我相」

爾時，須菩提白佛言：「世尊！善男子、善女人，發阿耨多羅三藐三菩提心，云何應住？云何降伏其心？」

佛告須菩提：「善男子、善女人，發阿耨多羅三藐三菩提心者，當生如是心：我應滅度一切眾生。滅度一切眾生已，而無有一眾生實滅度者。何以故？須菩提！若菩薩有我相、人相、眾生相、壽者相，則非菩薩。所以者何？須菩

提！實無有法，發阿耨多羅三藐三菩提心者。」

「須菩提！於意云何？如來於燃燈佛所，有法得阿耨多羅三藐三菩提不？」

「不也，世尊！如我解佛所說義，佛於燃燈佛所，無有法得阿耨多羅三藐三菩提。」

佛言：「如是，如是！須菩提！實無有法，如來得阿耨多羅三藐三菩提。須菩提！若有法，如來得阿耨多羅三藐三菩提者，燃燈佛則不與我授記：『汝於來世，當得作佛，號釋迦牟尼。』以實無有法得阿耨多羅三藐三菩提，是故燃燈佛與我授記，作是言：『汝於來世，當得作佛，號釋迦牟尼。』何以故？如來者，即諸法如義。」

「若有人言：如來得阿耨多羅三藐三菩提。須菩提！實無有法，佛得阿耨多羅三藐三菩提。須菩提！如來所得阿耨多羅三藐三菩提，於是中無實無虛。是故如來說：一切法皆是佛法。須菩提！所言一切法者，即非一切法，是故名一切法。」

「須菩提！譬如人身長大。」

　　須菩提言：「世尊！如來說：人身長大，則為非大身，是名大身。」

　　「須菩提！菩薩亦如是。若作是言：我當滅度無量眾生，則不名菩薩。何以故？須菩提！實無有法名為菩薩。是故佛說一切法，無我、無人、無眾生、無壽者。」

　　「須菩提！若菩薩作是言：『我當莊嚴佛土』，是不名菩薩。何以故？如來說：莊嚴佛土者，即非莊嚴，是名莊嚴。」

　　「須菩提！若菩薩通達無我、法者，如來說名真是菩薩。」

一體同觀分第十八「萬法歸一，更無異觀」

　　「須菩提！於意云何？如來有肉眼不？」

　　「如是，世尊！如來有肉眼。」

　　「須菩提！於意云何？如來有天眼不？」

　　「如是，世尊！如來有天眼。」

　　「須菩提！於意云何？如來有慧眼不？」

「如是，世尊！如來有慧眼。」

「須菩提！於意云何？如來有法眼不？」

「如是，世尊！如來有法眼。」

「須菩提！於意云何？如來有佛眼不？」

「如是，世尊！如來有佛眼。」

「須菩提！於意云何？如恆河中所有沙，佛說是沙不？」

「如是，世尊！如來說是沙。」

「須菩提！於意云何？如一恆河中所有沙，有如是沙等恆河，是諸恆河所有沙數，佛世界如是，寧為多不？」

「甚多，世尊。」

佛告須菩提：「爾所國土中，所有眾生，若干種心，如來悉知。何以故？如來說：諸心皆為非心，是名為心。所以者何？須菩提！過去心不可得，現在心不可得，未來心不可得。」

法界通化分第十九「法身遍界，通化無邊」

「須菩提！於意云何？若有人滿三千大千世界七寶，以用布施，是人以是因緣，得福多不？」

「如是，世尊！此人以是因緣，得福甚多。」

「須菩提！若福德有實，如來不說得福德多；以福德無故，如來說得福德多。」

離色離相分第二十「色相皆妄，離妄見性」

「須菩提！於意云何？佛可以具足色身見不？」

「不也，世尊！如來不應以具足色身見。何以故？如來說：具足色身，即非具足色身，是名具足色身。」

「須菩提！於意云何？如來可以具足諸相見不？」

「不也，世尊！如來不應以具足諸相見。何以故？如來說：諸相具足，即非具足。是名諸相具足。」

非說所說分第二十一「法無可說，所說非法」

「須菩提！汝勿謂如來作是念：『我當有所說法。』莫

作是念。何以故？若人言：如來有所說法，即為謗佛，不能解我所說故。須菩提！說法者，無法可說，是名說法。」

爾時，慧命須菩提白佛言：「世尊！頗有眾生，於未來世，聞說是法，生信心不？」

佛言：「須菩提！彼非眾生，非不眾生。何以故？須菩提！眾生眾生者，如來說非眾生，是名眾生。」

無法可得分第二十二「悟性空故，無法可得」

須菩提白佛言：「世尊！佛得阿耨多羅三藐三菩提。為無所得耶？」

佛言：「如是，如是。須菩提！我於阿耨多羅三藐三菩提乃至無有少法可得，是名阿耨多羅三藐三菩提。」

淨心行善分第二十三「以清淨心，行諸善法」

「復次，須菩提！是法平等，無有高下，是名『阿耨多羅三藐三菩提』；以無我、無人、無眾生、無壽者，修一切善法，則得阿耨多羅三藐三菩提。須菩提！所言善法者，如

來說即非善法,是名善法。」

福智無比分第二十四「福智甚大,無物可比」

「須菩提!若三千大千世界中,所有諸須彌山王,如是等七寶聚,有人持用布施;若人以此《般若波羅蜜經》,乃至四句偈等,受持讀誦,為他人說,於前福德百分不及一,百千萬億分、乃至算數譬喻所不能及。」

化無所化分第二十五「聖凡同性,化無所化」

「須菩提!於意云何?汝等勿謂如來作是念:『我當度眾生。』須菩提!莫作是念。何以故?實無有眾生如來度者。若有眾生如來度者,如來則有我、人、眾生、壽者。須菩提!如來說:『有我者,則非有我,而凡夫之人以為有我。』須菩提!凡夫者,如來說則非凡夫,是名凡夫。」

法身非相分第二十六「清淨法身,非屬相貌」

「須菩提!於意云何?可以三十二相觀如來不?」

須菩提言：「如是！如是！以三十二相觀如來。」

佛言：「須菩提！若以三十二相觀如來者，轉輪聖王則是如來。」

須菩提白佛言：「世尊！如我解佛所說義。不應以三十二相觀如來。」

爾時，世尊而說偈言：

「若以色見我，以音聲求我，是人行邪道，不能見如來。」

無斷無滅分第二十七「依法修持，不應斷滅」

「須菩提！汝若作是念：『如來不以具足相故，得阿耨多羅三藐三菩提。』須菩提！莫作是念：『如來不以具足相故，得阿耨多羅三藐三菩提。』」

「須菩提！汝若作是念，發阿耨多羅三藐三菩提心者，說諸法斷滅。莫作是念！何以故？發阿耨多羅三藐三菩提心者。於法不說斷滅相。」

不受不貪分第二十八「一塵不染，何貪何受」

「須菩提！若菩薩以滿恆河沙等世界七寶持用布施；若復有人，知一切法無我，得成於忍，此菩薩勝前菩薩所得功德。何以故？須菩提！以諸菩薩不受福德故。」

須菩提白佛言：「世尊！云何菩薩不受福德？」

「須菩提！菩薩所作福德，不應貪著。是故說不受福德。」

威儀寂靜分第二十九「真性寂靜，不假威儀」

「須菩提！若有人言：如來若來若去，若坐若臥，是人不解我所說義。何以故？如來者，無所從來，亦無所去，故名如來。」

一合理相分第三十「一合之理，實無有相」

「須菩提！若善男子、善女人，以三千大千世界碎為微塵，於意云何？是微塵眾寧為多不？」

須菩提言「甚多，世尊！何以故？若是微塵眾實有者，

佛則不說是微塵眾。所以者何？佛說微塵眾，則非微塵眾，
是名微塵眾。」

「世尊！如來所說三千大千世界，則非世界，是名世
界。何以故？若世界實有者，則是一合相。如來說一合相，
則非一合相，是名一合相。」

「須菩提！一合相者，則是不可說；但凡夫之人貪著其
事。」

知見不生分第三十一「如此知見，法相不生」

「須菩提！若人言：佛說我見、人見、眾生見、壽者
見。須菩提！於意云何？是人解我所說義不？」

「不也，世尊！是人不解如來所說義。何以故？世尊說
我見、人見、眾生見、壽者見，即非我見、人見、眾生見、
壽者見，是名我見、人見、眾生見、壽者見。」

「須菩提！發阿耨多羅三藐三菩提心者，於一切法，應
如是知，如是見，如是信解，不生法相。須菩提！所言法相
者，如來說即非法相，是名法相。」

應化非真分第三十二「應現設化，亦非真實」

「須菩提！若有人以滿無量阿僧祇世界七寶，持用布施；若有善男子、善女人，發菩提心者，持於此經，乃至四句偈等，受持讀誦，為人演說，其福勝彼。云何為人演說，不取於相，如如不動。何以故？」

「一切有為法，如夢幻泡影，如露亦如電，應作如是觀。」

佛說是經已，長老須菩提及諸比丘、比丘尼、優婆塞、優婆夷、一切世間天、人、阿修羅，聞佛所說，皆大歡喜，信受奉行。

經典全文引用「維基文庫《金剛般若波羅蜜經》，鳩摩羅什譯」請上網搜尋或掃描 QR code。

［附錄四］
《金剛般若波羅蜜經》

譯者：真諦

開經偈

無上甚深微妙法，百千萬劫難遭遇；
我今見聞得受持，願解如來真實義。

《金剛般若波羅蜜經》正文

如是我聞：

一時佛婆伽婆，住舍衛國祇陀樹林給孤獨園，與大比丘
眾千二百五十人俱。爾時世尊，於日前分，著衣持鉢，入

舍衛大國而行乞食。於其國中次第行乞，還至本處。飯食事
訖，於中後時，收衣鉢，洗足已。如常敷座，加趺安坐，端
身而住，正念現前。時諸比丘俱往佛所，至佛所已，頂禮佛
足，右遶三匝，卻坐一面。

　　爾時淨命須菩提，於大眾中共坐聚集。時淨命須菩提，
即從座起，偏袒右肩，頂禮佛足，右膝著地，向佛合掌而白
佛言：「希有，世尊！如來、應供、正遍覺知，善護念諸菩
薩摩訶薩，由無上利益故；善付囑諸菩薩摩訶薩，由無上教
故。世尊！若善男子、善女人，發阿耨多羅三藐三菩提心，
行菩薩乘，云何應住？云何修行？云何發起菩薩心？」淨命
須菩提作是問已。

　　爾時世尊告須菩提：「須菩提！善哉，善哉！如是，善
男子！如來善護念諸菩薩摩訶薩，無上利益故；善付囑諸菩
薩摩訶薩，無上教故。須菩提！是故汝今一心諦聽，恭敬，
善思念之。我今當為汝說。如菩薩發菩提心，行菩薩乘，
如是應住，如是修行，如是發心。」須菩提言：「唯然，世
尊！」

　　佛告須菩提：「須菩提！善男子、善女人，發菩提心，行菩薩乘，應如是發心：『所有一切眾生類攝，若卵生、若胎生、若濕生、若化生，若有色、若無色，若有想、若無想，若非有想、若非無想，乃至眾生界，及假名說。如是眾生，我皆安置於無餘涅槃。』如是涅槃無量眾生已，無一眾生被涅槃者。何以故？須菩提！若菩薩有眾生想，即不應說名為菩薩。何以故？須菩提！一切菩薩，無我想、眾生想、壽者想、受者想。

　　「復次，須菩提！菩薩不著己類而行布施，不著所餘行於布施，不著色、聲、香、味、觸、法應行布施。須菩提！菩薩應如是行施，不著相想。何以故？須菩提！若菩薩無執著心行於布施，是福德聚不可數量。

　　「須菩提！汝意云何？東方虛空可數量不？」須菩提言：「不可，世尊！」

　　佛言：「如是，須菩提！南西北方，四維上下，十方虛空，可數量不？」須菩提言：「不可，世尊！」

　　佛言：「如是，須菩提！若菩薩無執著心行於布施，是

福德聚亦復如是不可數量。

「須菩提！汝意云何？可以身相勝德見如來不？」

「不能，世尊！何以故？如來所說身相勝德，非相勝德。」

「何以故？須菩提！凡所有相，皆是虛妄。無所有相，即是真實。由相無相，應見如來。」如是說已。

淨命須菩提白佛言：「世尊！於今現時及未來世，頗有菩薩聽聞正說如是等相此經章句，生實想不？」

佛告須菩提：「莫作是說：『於今現時及未來世，頗有菩薩聽聞正說如是等相此經章句，生實想不？』何以故？須菩提！於未來世，實有眾生，得聞此經，能生實想。

「復次，須菩提！於未來世，後五百歲，正法滅時，有諸菩薩摩訶薩，持戒修福及有智慧。須菩提！是諸菩薩摩訶薩，非事一佛，非於一佛種諸善根，已事無量百千諸佛，已於無量百千佛所而種善根。若有善男子、善女人，聽聞正說如是等相此經章句，乃至一念生實信者。須菩提！如來悉知是人，悉見是人。

「須菩提！是善男子、善女人，生長無量福德之聚！何以故？須菩提！是諸菩薩無復我想、眾生想、壽者想、受者想。是諸菩薩無法想非無法想，無想非無想。何以故？須菩提！是諸菩薩若有法想，即是我執，及眾生、壽者、受者執。須菩提！是故菩薩不應取法，不應取非法。為如是義故，如來說：『若觀行人，解筏喻經，法尚應捨，何況非法。』」

復次，佛告淨命須菩提：「須菩提！汝意云何？如來得阿耨多羅三藐三菩提耶？如來有所說法耶？」須菩提言：「如我解佛說義，無所有法如來所得，名阿耨多羅三藐三菩提；亦無有法如來所說。何以故？是法如來所說，不可取，不可言；非法，非非法。何以故？一切聖人皆以無為真如所顯現故。」

「須菩提！汝意云何？以三千大千世界遍滿七寶，若人持用布施，是善男子、善女人，因此布施生福多不？」須菩提言：「甚多，世尊！甚多，修伽陀！是善男子、善女人，因此布施，得福甚多。何以故？世尊！此福德聚，即非福德

聚，是故如來說福德聚。」

佛言：「須菩提！若善男子、善女人，以三千大千世界遍滿七寶，持用布施。若復有人，從此經中受四句偈，為他正說，顯示其義。此人以是因緣，所生福德，最多於彼無量無數。何以故？須菩提！如來無上菩提，從此福成。諸佛世尊，從此福生。何以故？須菩提！所言佛法者，即非佛法，是名佛法。

「須菩提！汝意云何？須陀洹能作是念：『我得須陀洹果。』不？」須菩提言：「不能，世尊！何以故？世尊！實無所有能至於流，故說須陀洹。乃至色、聲、香、味、觸、法亦復如是，故名須陀洹。

「斯陀含名一往來，實無所有能至往來，是名斯陀含。

「阿那含名為不來，實無所有能至不來，是名阿那含。」

佛言：「須菩提！汝意云何？阿羅漢能作是念：『我得阿羅漢果。』不？」

須菩提言：「不能，世尊！何以故！實無所有名阿羅

漢。世尊！若阿羅漢作是念：『我得阿羅漢果。』此念即是
我執、眾生執、壽者執、受者執。世尊！如來阿羅訶三藐三
佛陀讚我，住無諍三昧人中最為第一。世尊！我今已得阿
羅漢，離三有欲。世尊！我亦不作是念：『我是阿羅漢。』
世尊！我若有是念：『我已得阿羅漢果。』如來則應不授我
記：『住無諍三昧人中，須菩提善男子最為第一。』實無所
住，住於無諍、住於無諍。」

佛告須菩提：「汝意云何？昔從然燈如來阿羅訶三藐三
佛陀所，頗有一法如來所取不？」須菩提言：「不取，世
尊！實無有法，昔從然燈如來阿羅訶三藐三佛陀所，如來所
取。」

佛告須菩提：「若有菩薩作如是言：『我當莊嚴清淨佛
土。』而此菩薩說虛妄言。何以故？須菩提！莊嚴佛土者，
如來說非莊嚴，是故莊嚴清淨佛土。須菩提！是故菩薩應生
如是無住著心，不住色、聲、香、味、觸、法生心，應無所
住而生其心。

「須菩提！譬如有人體相勝大，如須彌山。須菩提！汝

意云何？如是體相為勝大不？」須菩提言：「甚大，世尊！何以故？如來說非有，名為有身，此非是有，故說有身。」

佛告須菩提：「汝意云何？於恒伽所有諸沙，如其沙數所有恒伽，諸恒伽沙寧為多不？」須菩提言：「甚多，世尊！但諸恒伽，尚多無數，何況其沙。」

佛言：「須菩提！我今覺汝，我今示汝。諸恒伽中所有沙數爾許世界，若有善男子、善女人，以七寶遍滿，持施如來應供正遍覺知。須菩提！汝意云何？此人以是因緣，得福多不？」須菩提言：「甚多，世尊！甚多，修伽陀！此人以是因緣，生福甚多。」

「須菩提！若善男子、善女人，以七寶遍滿爾所恒伽沙世界，持用布施。若善男子、善女人，從此經典乃至四句偈等，恭敬受持，為他正說。是人所生福德，最勝於彼無量無數！「復次，須菩提！隨所在處，若有人能從是經典，乃至四句偈等，讀誦講說。當知此處於世間中即成支提，一切人、天、阿修羅等，皆應恭敬。何況有人盡能受持讀誦如此經典，當知是人則與無上希有之法而共相應。是土地處，大

業力大腦

師在中，或隨有一可尊重人。」佛說是已。

　　淨命須菩提白佛言：「世尊！如是經典，名號云何？我
等云何奉持？」

　　佛告須菩提：「此經名『般若波羅蜜』。以是名字，汝
當奉持。何以故？須菩提！是般若波羅蜜，如來說非般若
波羅蜜。須菩提！汝意云何？頗有一法一佛說不？」須菩提
言：「無有，世尊！無有一法一如來說。」

　　佛告須菩提：「三千大千世界所有微塵，是為多不？」
須菩提言：「此世界微塵，甚多，世尊！甚多，修伽陀！何
以故？世尊！此諸微塵，如來說非微塵，故名微塵。此諸世
界，如來說非世界，故說世界。」

　　佛告須菩提：「汝意云何？可以三十二大人相見如來
不？」須菩提言：「不可，世尊！何以故？此三十二大人
相，如來說非相，故說三十二大人相。」

　　佛告須菩提：「若有善男子、善女人，如諸恒河所有沙
數，如是沙等身命捨以布施。若有善男子、善女人，從此經
典，乃至四句偈等，恭敬受持，為他正說。此人以是因緣，

生福多彼無量無數。」

　　爾時淨命須菩提，由法利疾，即便悲泣。收淚而言：「希有，世尊！希有，修伽陀！如此經典如來所說，我從昔來至得聖慧，未曾聞說如是經典。何以故？世尊說般若波羅蜜，即非般若波羅蜜，故說般若波羅蜜。世尊！當知是人則與無上希有之法而共相應，聞說經時，能生實想。世尊！是實想者，實非有想，是故如來說名實想、說名實想。世尊！此事於我非為希有。正說經時，我生信解。世尊！於未來世，若有眾生恭敬受持，為他正說，當知是人則與無上希有之法而共相應。世尊！此人無復我想、眾生想、壽者想、受者想。何以故？我想、眾生想、壽者想、受者想，即是非想。何以故？諸佛世尊，解脫諸想盡無餘故。」說是言已。

　　佛告須菩提：「如是，須菩提！如是當知，是人則與無上希有之法而共相應。是人聞說此經，不驚不怖不畏。何以故？須菩提！此法如來所說，是第一波羅蜜。此波羅蜜，如來所說，無量諸佛亦如是說，是故說名第一波羅蜜。

　　「復次，須菩提！如來忍辱波羅蜜，即非波羅蜜。何以

故？須菩提！昔時我為迦陵伽王斬斫身體，骨肉雖碎。我於爾時，無有我想、眾生想、壽者想、受者想，無想非無想。何以故？須菩提！我於爾時，若有我想、眾生想、壽者想、受者想，是時則應生瞋恨想。須菩提！我憶過去五百生，作大僊人，名曰說忍。於爾所生中，心無我想、眾生想、壽者想、受者想。是故須菩提！菩薩摩訶薩捨離一切想，於無上菩提應發起心，不應生住色心，不應生住聲、香、味、觸心，不應生住法心，不應生住非法心，不應生有所住心。何以故？若心有住，則為非住。故如來說：『菩薩無所住心應行布施。』復次，須菩提！菩薩應如是行施，為利益一切眾生。此眾生想，即是非想。如是一切眾生，如來說即非眾生。何以故？諸佛世尊遠離一切想故。

「須菩提！如來說實、說諦、說如、說非虛妄。復次，須菩提！是法如來所覺，是法如來所說，是法非實非虛。

「須菩提！譬如有人，在於盲暗，如是當知菩薩墮相，行墮相施。須菩提！如人有目，夜已曉，晝日光照，見種種色，如是當知菩薩不墮於相，行無相施。

　　「復次，須菩提！於未來世，若有善男子、善女人，受持讀誦修行，為他正說如是經典，如來悉知是人，悉見是人，生長無量福德之聚。

　　「復次，須菩提！若有善男子、善女人，於日前分布施身命，如上所說諸河沙數；於日中分布施身命，於日後分布施身命，皆如上說諸河沙數。如是無量百千萬億劫，以身命布施。若復有人，聞此經典，不起誹謗，以是因緣，生福多彼無數無量。何況有人書寫受持讀誦，教他修行，為人廣說。

　　「復次，須菩提！如是經典不可思量，無能與等。如來但為憐愍利益能行無上乘，及行無等乘人說。若復有人，於未來世，受持讀誦，教他修行，正說是經。如來悉知是人，悉見是人，與無數無量不可思議無等福聚而共相應。如是等人，由我身分，則能荷負無上菩提。何以故？須菩提！如是經典，若下願樂人，及我見、眾生見、壽者見、受者見，如此等人，能聽能修讀誦教他正說，無有是處。復次，須菩提！隨所在處，顯說此經，一切世間天人阿修羅等，皆應供

養，作禮右遶。當知此處於世間中即成支提。

「須菩提！若有善男子、善女人，受持讀誦教他修行，正說如是等經。此人現身受輕賤等。過去世中所造惡業，應感生後惡道果報。以於現身受輕苦故，先世罪業及苦果報，則為消滅，當得阿耨多羅三藐三菩提。

「須菩提！我憶往昔無數無量過於算數大劫，過去然燈如來阿羅訶三藐三佛陀後八萬四千百千俱胝諸佛如來已成佛竟，我皆承事供養恭敬，無空過者。若復有人，於後末世五百歲時，受持讀誦，教他修行，正說此經。須菩提！此人所生福德之聚，以我往昔承事供養諸佛如來所得功德，比此功德，百分不及一，千萬億分不及一，窮於算數不及其一，乃至威力品類相應譬喻所不能及。

「須菩提！若善男子、善女人，於後末世，受持讀誦如此等經，所得功德，我若具說，若有善男子、善女人，諦聽憶持爾所福聚，或心迷亂及以顛狂。復次，須菩提！如是經典不可思議，若人修行及得果報，亦不可思議。」

爾時須菩提白佛言：「世尊！善男子、善女人，發阿耨

多羅三藐三菩提心，行菩薩乘，云何應住？云何修行？云何發起菩薩心？」

　　佛告須菩提：「善男子、善女人，發阿耨多羅三藐三菩提心者，當生如是心：『我應安置一切眾生，令入無餘涅槃。如是般涅槃無量眾生已，無一眾生被涅槃者。』何以故？須菩提！若菩薩有眾生想，則不應說名為菩薩。何以故？須菩提！實無有法名為能行菩薩上乘。

　　「須菩提！汝意云何？於然燈佛所，頗有一法如來所得，名阿耨多羅三藐三菩提不？」須菩提言：「不得，世尊！於然燈佛所，無有一法如來所得，名阿耨多羅三藐三菩提。」

　　佛言：「如是，須菩提！如是。於然燈佛所，無有一法如來所得，名阿耨多羅三藐三菩提。須菩提！於然燈佛所，若有一法如來所得，名阿耨多羅三藐三菩提，然燈佛則不授我記：『婆羅門！汝於來世，當得作佛，號釋迦牟尼，多陀阿伽度，阿羅訶，三藐三佛陀。』須菩提！由實無有法，如來所得，名阿耨多羅三藐三菩提，是故然燈佛與我授記，作

如是言：『婆羅門！汝於來世，當得作佛，號釋迦牟尼，多陀阿伽度，阿羅訶，三藐三佛陀。』何以故？須菩提！如來者，真如別名。

「須菩提！若有人說：『如來得阿耨多羅三藐三菩提。』是人不實語。何以故？須菩提！實無有法，如來所得，名阿耨多羅三藐三菩提。

「須菩提！此法如來所得，無實無虛。是故如來說：『一切法皆是佛法。』須菩提！一切法者，非一切法故，如來說名一切法。

「須菩提！譬如有人遍身大身。」須菩提言：「世尊！是如來所說遍身大身，則為非身，是故說名遍身大身。」

佛言：「如是，須菩提！如是，須菩提！若有菩薩說如是言：『我當般涅槃一切眾生。』則不應說名為菩薩。須菩提！汝意云何？頗有一法名菩薩不？」須菩提言：「無有，世尊！」

佛言：「須菩提！是故如來說：『一切法無我、無眾生、無壽者、無受者。』須菩提！若有菩薩說如是言：『我

當莊嚴清淨佛土。」如此菩薩說虛妄言。何以故？須菩提！莊嚴佛土者，如來說則非莊嚴，是故莊嚴清淨佛土。須菩提！若菩薩信見諸法無我、諸法無我，如來應供正遍覺說：『是名菩薩，是名菩薩。』

「須菩提！汝意云何？如來有肉眼不？」須菩提言：「如是，世尊！如來有肉眼。」

佛言：「須菩提！汝意云何？如來有天眼不？」須菩提言：「如是，世尊！如來有天眼。」

佛言：「須菩提！汝意云何？如來有慧眼不？」須菩提言：「如是，世尊！如來有慧眼。」

佛言：「須菩提！汝意云何？如來有法眼不？」須菩提言：「如是，世尊！如來有法眼。」

佛言：「須菩提！汝意云何？如來有佛眼不？」須菩提言：「如是，世尊！如來有佛眼。」

「須菩提！汝意云何？於恒伽江所有諸沙，如其沙數所有恒伽，如諸恒伽所有沙數世界，如是，寧為多不？」須菩提言：「如是，世尊！此等世界，其數甚多。」

　　佛言：「須菩提！爾所世界中，所有眾生，我悉見知心相續住，有種種類。何以故？須菩提！心相續住，如來說非續住，故說續住。何以故？須菩提！過去心不可得，未來心不可得，現在心不可得。

　　「須菩提！汝意云何？若有人以滿三千大千世界七寶，而用布施，是善男子、善女人，以是因緣，得福多不？」須菩提言：「甚多，世尊！甚多，修伽陀！」

　　佛言：「如是，須菩提！如是。彼善男子、善女人，以是因緣，得福聚多。」

　　佛言：「須菩提！若福德聚，但名為聚，如來則不應說是福德聚、是福德聚。

　　「須菩提！汝意云何？可以具足色身觀如來不？」須菩提言：「不可，世尊！不可以具足色身觀於如來。何以故？此具足色身，如來說非具足色身，是故如來說名具足色身。」

　　佛言：「須菩提！汝意云何？可以具足諸相觀如來不？」須菩提言：「不可，世尊！不可以具足諸相觀於如

來。何以故？此具足相，如來說非具足相，是故如來說具足相。」

佛言：「須菩提！汝意云何？如來有如是意：『我今實說法。』耶？須菩提！若有人言：『如來實能說法。』汝應當知，是人由非實有，及以邪執，起誹謗我。何以故？須菩提！說法、說法，實無有法名為說法。」

爾時須菩提白佛言：「世尊！頗有眾生，於未來世，聽聞正說如是等相，此經章句，生實信不？」

佛告須菩提：「彼非眾生，非非眾生。何以故？須菩提！彼眾生者，如來說非眾生，非非眾生，故說眾生。

「須菩提！汝意云何？頗有一法如來所得，名阿耨多羅三藐三菩提不？」須菩提言：「不得，世尊！無有一法如來所得，名阿耨多羅三藐三菩提。」

佛言：「如是，須菩提！如是。乃至無有如微塵法，如來所捨，如來所得，是故說名阿耨多羅三藐三菩提平等平等。復次，須菩提！諸佛覺知，無有差別，是故說名阿耨多羅三藐三菩提。復次，須菩提！此法平等，無有高下，是名

阿耨多羅三藐三菩提。復次，須菩提！由法無我、無眾生、無壽者、無受者等，此法平等，故名阿耨多羅三藐三菩提。復次，須菩提！由實善法具足圓滿，得阿耨多羅三藐三菩提。須菩提！所言善法、善法者，如來說非法，故名善法。

「須菩提！三千大千世界，所有諸須彌山王，如是等七寶聚，滿此世界，有人持用布施。若人從此般若波羅蜜經，乃至四句偈等，受持讀誦為他正說，所得功德，以前功德比此功德，百分不及一，千萬億分不及一，窮於算數不及其一，乃至威力品類相應譬喻所不能及。

「須菩提！汝意云何？如來作是念：『我度眾生。』耶？須菩提！汝今不應作如是念。何以故？實無眾生如來所度。須菩提！若有眾生如來所度，即是我執、眾生執、壽者執、受者執。須菩提！此我等執，如來說非執，嬰兒凡夫眾生之所執故。須菩提！嬰兒凡夫眾生者，如來說非眾生，故說嬰兒凡夫眾生。須菩提！汝意云何？可以具足相觀如來不？」

須菩提言：「如我解佛所說義，不以具足相應觀如

來。」

　　佛言：「如是，須菩提！如是。不以具足相應觀如來。何以故？若以具足相觀如來者，轉輪聖王應是如來，是故不以具足相應觀如來。」是時世尊而說偈言：

　　「若以色見我，以音聲求我，是人行邪道，不應得見我。

　　由法應見佛，調御法為身，此法非識境，法如深難見。

　　「須菩提！汝意云何？如來可以具足相得阿耨多羅三藐三菩提不？須菩提！汝今不應作如是見：『如來以具足相得阿耨多羅三藐三菩提。』何以故？須菩提！如來不由具足相得阿耨多羅三藐三菩提。須菩提！若汝作是念：『如來有是說：「行菩薩乘人，有法可滅。」』須菩提！汝莫作此見。何以故？如來不說行菩薩乘人有法可滅，及以永斷。

　　「須菩提！若有善男子、善女人，以滿恒伽沙等世界七寶，持用布施。若有菩薩，於一切法無我、無生，得無生忍，以是因緣，所得福德最多於彼。須菩提！行大乘人，不應執取福德之聚。」

須菩提言：「此福德聚，可攝持不？」

佛言：「須菩提！此福德聚，可得攝持，不可執取。是故說此福德之聚，應可攝持。

「須菩提！若有人言：『如來行住坐臥。』是人不解我所說義。何以故？須菩提！如來者，無所行去，亦無所從來，是故名如來應供正遍覺知。

「須菩提！若善男子、善女人，以三千大千世界地大微塵，燒成灰末，合為墨丸，如微塵聚。須菩提！汝意云何？是隣虛聚，寧為多不？」

須菩提言：「彼隣虛聚甚多。世尊！何以故？世尊！若隣虛聚是實有者，世尊則不應說名隣虛聚。何以故？世尊！所說此隣虛聚，如來說非隣虛聚，是故說名為隣虛聚。如來所說三千大千世界，則非世界，故說三千大千世界。何以故？世尊！若執世界為實有者，是聚一執。此聚一執，如來說非執，故說聚一執。」

佛世尊言：「須菩提！此聚一執，但世言說。須菩提！是法非可言法，嬰兒凡夫偏言所取。

　　「須菩提！若有人言：『如來說我見、眾生見、壽者見、受者見。』須菩提！汝意云何？是人言說，為正語不？」須菩提言：「不正，世尊！不正，修伽陀！何以故？如來所說我見、眾生見、壽者見、受者見，即是非見，是故說我見、眾生見、壽者見、受者見。」

　　「須菩提！若人行菩薩乘，如是應知應見應信，一切諸法；如是應修，為令法想不得生起。何以故？須菩提！是法想、法想者，如來說即非想，故說法想。

　　「須菩提！若有菩薩摩訶薩，以滿無數無量世界七寶持用布施，若有善男子、善女人，從此般若波羅蜜經，乃至四句偈等，受持讀誦，教他修行，為他廣說。是善男子、善女人，以是因緣，所生福德，最多於彼無量無數。云何顯說此經？如無所顯說，故言顯說。

　　「如如不動，恒有正說。應觀有為法，如暗、翳、燈、幻，露、泡、夢、電、雲。」

爾時世尊說是經已，大德須菩提，心進歡喜，及諸比丘、比丘尼、優婆塞、優婆夷眾，人、天、阿修羅等，一切世間踊躍歡喜信受奉行。

金剛般若波羅蜜經西天竺優禪尼國三藏法師，號拘羅那他，此云真諦。梁武皇帝遠遣迎接，經遊閩、越，暫憩梁安。太守王方賒乃勤心正法，性愛大乘，仍於建造伽藍，請弘茲典。法師不乖本願，受三請而默然。尋此舊經甚有脫悞。即於壬午年五月一日重翻，天竺定文依婆藪論釋，法師善解方言，無勞度語。矚彼玄文，宣此奧說。對偕宗法師、法虔等並共筆受。至九月二十五日，文義都竟。經本一卷，文義十卷。法虔爾目，仍願造一百部，流通供養，并講之十徧。普願眾生因此正說速至涅槃，常流應化。

經典全文引用「維基文庫《金剛般若波羅蜜經》，真諦譯」請上網搜尋或掃描 QR code。

業力筆記

[附錄五]
迴向方法

　　請你家族最常拜的神明做主，幫你把此經之功德迴向給
你想迴向的對象。例如：

　　請觀世音菩薩做主，協助弟子×××，

　　將此經之功德，迴向於×××，

　　感謝觀世音菩薩，弟子×××叩謝神恩。

業力筆記

人生顧問 528

業力大腦

作　　　者 —— 簡少年
主編暨企劃 —— 葉蘭芳
校　　　對 —— 聞若婷、王詩涵
封 面 設 計 —— FE 設計葉馥儀
內 頁 設 計 —— 張靜怡

董 事 長 —— 趙政岷
出 版 者 —— 時報文化出版企業股份有限公司
　　　　　　108019 臺北市和平西路三段 240 號 3 樓
　　　　　　發行專線 —— (02) 2306-6842
　　　　　　讀者服務專線 —— 0800-231-705・(02) 2304-7103
　　　　　　讀者服務傳真 —— (02) 2304-6858
　　　　　　郵撥 —— 19344724 時報文化出版公司
　　　　　　信箱 —— 10899 臺北華江橋郵局第 99 信箱
時報悅讀網 —— http://www.readingtimes.com.tw
法 律 顧 問 —— 理律法律事務所　陳長文律師、李念祖律師
印　　　刷 —— 勁達印刷股份有限公司
初 版 一 刷 —— 2024 年 10 月 11 日
初 版 二 刷 —— 2024 年 11 月 20 日
定　　　價 —— 新臺幣 380 元
（缺頁或破損的書，請寄回更換）

業力大腦／簡少年文 . -- 初版 . -- 臺北市：
時報文化出版企業股份有限公司 , 2024.10
288 面；14.8×21 公分 .
ISBN 978-626-396-740-3（平裝）

1. CST：健腦法　2. CST：成功法

411.19　　　　　　　　　　113012945

ISBN 978-626-396-740-3
Printed in Taiwan